内臓を10秒引き上げれば、

ぽっこり下腹はぺたんこになる!

小林暁子

PHP

はじめに

腰まわりにもっちりとお肉がつく。お腹を引っ込めても、下腹だけはぽっこり出たまま。服を着ても、ぽっこり下腹のラインが外に響いてしまう……。

そんなお悩みをお持ちの皆さん、その原因は何かご存知ですか？

「それは、太っているからでしょう？」と思った方、それ以外にも原因はあります。

「便秘だからかも？」と思った方、その奥にもうひとつの理由があります。

実はぽっこり下腹の原因は「腸の位置」が悪いことなのです。

日本人女性の実に7～8割が、「腸の位置が下がっている」と言われています。

私たち「一般社団法人日本美腸協会」は、女性たちが抱える腸の問題を解決すべく、2013年に発足しました。以来、たくさんの方に腸についての知識を伝え、より健康に、よりキレイになるお手伝いをしてきました。これまでたくさんの方々が「下がり腸」を解決してぽっこり下腹を撃退し、大変身を遂げています。

「でもなぜ、腸が下がるとぽっこり下腹になるの？」

と、疑問に思う方も多いでしょう。

想像してみてください。お腹の底に、長いホースのような腸が落ちて溜《た》まっていたら……？　下腹が出っぱりますね。これが直接的な原因です。

間接的な原因もあります。腸がお腹の底に溜まるということは、腸の「中身」も溜まりやすくなるのです。

腸を含め、消化器官はみな「蠕動《ぜんどう》運動」を行います。脳の指令に応じて収縮し、食べ物をバトンタッチしていきます。胃から小腸へ、小腸から大腸へとスムーズな運搬を行うには、消化器が「元気」である必要があります。

でも、臓器がすべて下に溜まっていた場合はどうでしょう。上に臓器が積み重なっていては、腸は動けません。消化吸収力が落ち、新陳代謝の悪い体になります。こうして、太りやすい体ができてしまうのです。

デメリットは、太ることだけではありません。腸には、病気を防ぐ免疫細胞が集まっており、幸せな気分になるホルモン「セロトニン」をつくったりする機能もあります。その機能を低下させることで、心身の不調に陥《おちい》る危険性があるのです。

ですから、腸を上げるための「食生活の改善」と「腸ストレッチ」と「腸もみ」が必要なのです。決して難しくはありません。きちんと腸内環境を整えた上でひとつの動きにつき10秒程度の動きを行えば腸は上がり、活発さを取り戻してくれるのです。

腸を上げる知恵を備えれば、いくつになってもはつらつと元気に、そしてスッキリしたお腹まわりでいられます。

この本を通して、皆さんが「変身」してくださることを、願ってやみません。

一般社団法人 日本美腸協会

※効果には個人差があります。調子が悪くなったら無理をせず、医師に相談してください。

はじめに　2

PART1 あなたの内臓の位置は大丈夫?

腸の位置が内臓全体に影響を及ぼす　10
腸にも男女差がある　14
人体模型で見る腸は西洋人の体形で、実際とは異なる　18
「美腸」になれば、体はガラリと変わる　20
消化器と小腸・大腸の役割　22
キーポイントとなる筋肉の一覧　24
外側からでもわかるあなたの腸の位置　28
ダイエットしても下腹がへこまないのは腸の位置が正しくないから　30
あなたの腸はどうなっている?　32
腸の位置が下がることで心配なのは体形の崩れだけではない　34
「下剤で出す」という危険な習慣　36

腸の位置と「メンタル」との深い関係　38
腸が上がると「免疫」も整う　40
こんな立ち方・座り方は内臓を下げる　42
腸を変えて人生を前向きに生きよう　44
コラム　「間違った腸活」をしていませんか？　48

PART2　5STEPで下がった内臓を引き上げる

腸を引き上げるには内側・外側からのアプローチをバランスよく　50
STEP1　「入れない」　52
STEP2　「出す」　54
STEP3　「入れる」　58
STEP4　「育てる」　60
STEP5　「キープする」　62
コラム　「腸活」の効果はどのくらいで出る？　64

PART③

腸を引き上げ内臓を整える腸ストレッチ&腸もみ

あなたの腸のタイプは？ 66
「腸ストレッチ」と「腸もみ」を組み合わせましょう 68
基本の腸ストレッチ
①胸式呼吸 70
②腹式呼吸 71
③胸式&腹式ストレッチ 72
④おじぎストレッチ 74
⑤ぐるぐる腰回し 76
⑥腸もみのための腹式呼吸 78
⑦腸上げ 79
腸もみの注意点 80
基本の腸もみ
⑧胃のマッサージ 82

⑨小腸のツボ押し　83
⑩小腸の汚れ落とし　85
⑪大腸のマッサージ　86
⑫座って大腸もみ　89
⑬大腸押しもみ　91
基本にプラス　お悩み別「腸ストレッチ」　92
●下がり腸のストレッチ　94
●冷え腸のストレッチ　96
●むくみ腸のストレッチ　98
●溜まり腸のストレッチ　100
●ガス腸のストレッチ　102
●ストレス腸のストレッチ　104
●なかなか便が出ないときの「腸ストレッチ」
○おすもうスクワット　107
○ひねり足上げ　109
監修のことば　110

装幀　村田 隆（bluestone）
イラスト　渡邉美里
編集協力　林 加愛
組版　朝日メディアインターナショナル株式会社
撮影　数永紗恵（株式会社 七彩工房）
モデル　福原康子（一般社団法人 日本美腸協会）
ヘアメイク　福井乃理子（シードスタッフ）
スタイリング　梅本亜里（シードスタッフ）
衣装協力　イージーヨガ（イージーヨガジャパン）
☎03-3461-6355

PART 1

あなたの内臓の位置は大丈夫？

腸の位置が内臓全体に影響を及ぼす

●腸は構造的に「垂れやすい」!?

「ぽっこり下腹が直らない！」「ダイエットしても、お腹だけは出ている！」とお悩みの皆さん、「内臓下垂」という言葉を聞いたことがありますか？

内臓下垂は内臓が正常な位置よりも下に下がっている状態のことで、具体的には胃下垂や腸下垂などがあります。猫背や骨盤の開きのほか、過度なストレスによる自律神経の乱れから消化不良を起こして胃下垂となり、それに引きずられて内臓全体が下がるなどの原因があります。

腸が下がると、本来腸がある位置に脂肪が溜まりやすくなる傾向にあります。また、下がった腸は子宮などほかの臓器を圧迫するため悪影響を及ぼしてしまいます。そのため、美容的なデメリットに留まらず、体全体の不調につながってしまうのです。

ですから、体の中で比較的大きな臓器である腸を引き上げて内臓全体の下垂を食い止めることにより、スタイルアップはもとより、体の不調が改善したり、病気を未然に防いだりすることができるのです。

そもそも、腸とはどんな器官で、体の中にどう収まっているのか、ということからお話ししましょう。

腸はさまざまなパーツがつながった、長い管《くだ》です。この管は、ごく簡単に言うと「小腸と大腸」に分けられます。小腸の長さは6〜7m、大腸は約1・5m。トータルで7・5〜8・5mの長さです。この管がウネウネと巻かれて、お腹の中に収まっています。身長の5倍近い長さですから、かなりの分量と重みでしょう。内臓群の一番下に位置している腸が、下にダランと落ちると、肝臓や胃も一緒に、下へとズレてしまいます。

その結果、外側にあるお肉も引っ張られて垂れます。これが、ぽっこり下腹の洋ナシ体型をつくり出す原因です。

では、腸はなぜ下がるのでしょうか。第一の理由は、「構造的に下がりやすい」ことです。

腸が固定されている点は、4つ。大腸は、正面から見て左側にある「上行結腸」と、右側にある「下行結腸」、そして下部に位置する「盲腸」「直腸」のところで、後腹膜（＝背中の側にある腹膜）とつながっていますが、小腸はというと、完全に浮いている臓器なのです。

8mもある管なのに、支えになるものが少ないのが特徴です。これでは下がるのも無理はないですね。

ちなみに、若い人でも腸が下がっている人はたくさんいるのですが、たいていの場合、若い間は筋肉がしっかり支えているので、体形に反映されることはさほどありません。年齢を重ねて筋力が衰えてくることで、ぽっこり下腹は表面化するのです。

ぽっこり下腹と同じく、下がり腸と切っても切れない関係にあるのが、便秘です。大腸の左右の固定点の間に、ブランコのように位置するのが「横行結腸《おうこうけっちょう》」。大腸は上行結腸→横行結腸→下行結腸→直腸と、小腸を時計回りにグルリと囲んでいるので、横行結腸は小腸の真上にくることになります。

便秘をすると、この横行結腸の真ん中が「M字型」にくぼみます。その重みで、腸全体が押し下げられるのです。

そんな腸では、活動は停滞気味となり、血流が悪くなります。活発に動けないため、さらに汚れが溜まりやすくなり、その重みでさらに腸が下がる……という悪循環に陥るのです。

この状態がもたらすデメリットは、代謝が落ちてやせにくくなること、水分の排出が滞《とどこお》ってむくみやすくなること、血流が悪くなって冷えやすくなることなど、数多くあります。これらの要因が重なり、体形の崩れを招きます。

さらには、排泄されない便や老廃物が、体のあちこちを老化させます。便秘でお肌が荒れたり、腸が重いせいでスッキリしない感覚が四六時中続いたりします。

「下がり腸」については、残念ながら、まだまだ広く知られていないのが現状です。

しかし原因がわかれば、対策を打てばいいのです。

その方法が、「腸ストレッチ」と「腸もみ」。この効果を最大限に発揮させるには、腸についてさらに知ることが得策です。

腸の知識を備えて、ぽっこり下腹を防ぎましょう。

腸にも男女差がある

●女性が「下がり腸」と「便秘」になりやすい理由

腸が下がっている女性は、7～8割にものぼると言われています。

それに対して、男性ではさほどこの現象は見られません。

その主な理由は、骨格や筋肉の違いにあります。

男性の骨盤を正面から見ると、「カクテルグラス」のようにカーブが少なく、縦長の形をしています。

それに対して、女性の骨盤は「ワイングラス」のように丸くカーブを描く、横長の形状です。骨盤の中に収まっている臓器の数も、女性のほうがずっと多いのです。直腸と膀胱《ぼうこう》は男女とも共通していますが、女性には子宮や卵巣もありますし、男性と違って生殖器や尿道も体の内側にあります。

男女の違い

骨盤

骨盤内の内臓

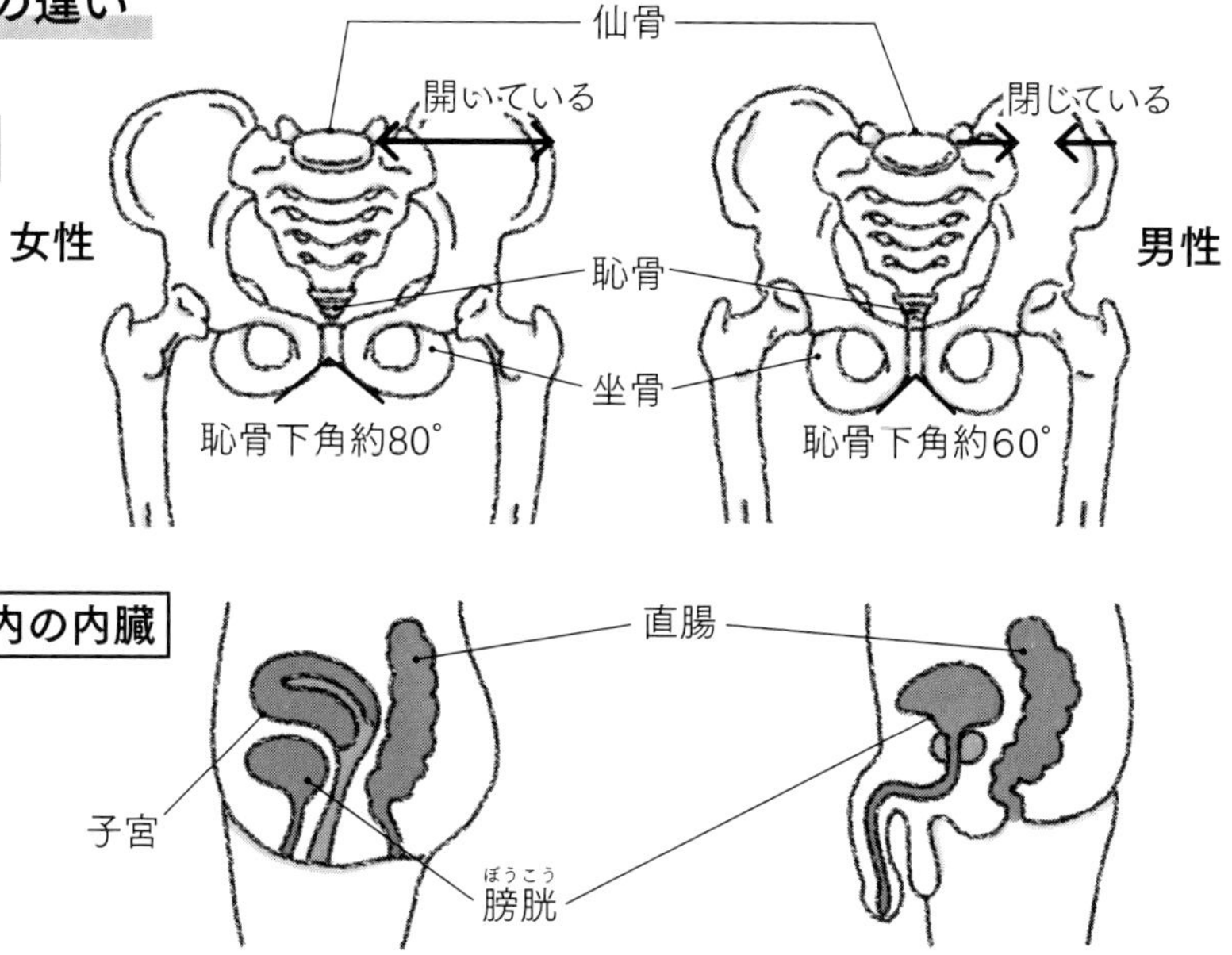

お腹の中に臓器がひしめいているため、女性の骨盤は開きやすくなります。すると、腸の周りの筋肉も緩みがちになり、これが内臓が下がることにつながります。横長の形はゆがみやすいのも特徴で、これも内臓下垂の原因になります。

加えて、骨盤底面も横に広い形をしています。これは妊娠時の子宮を支えたり、出産時に赤ちゃんの出口を広く保ったりするため。これらが重なって、女性の内臓は下に落ちやすくなるのです。

腸の中のものも、「溜まりやすい・出しにくい」状態に。つまり、便秘しやすい体になります。女性は男性の2倍、便秘になりやすいと言われています。

男性はというと、女性より筋肉量も多く、骨盤も閉まっている上に、骨盤の底面もカクテルグラスの底のように鋭角的。つまり「溜まりにくい・出しやすい」体です。さらには、腸の蠕動運動を促すホルモン「セロトニン」の生成量が女性より多いことも、便秘になりづらい理由のひとつです。

そのかわり男性は、女性よりも下痢をしやすい傾向にあります。また、高齢になると筋力が落ちてきて、便秘が増えます。80歳以上になると、便秘人口では男性が女性を追い抜きます。

ちなみに女性が便秘になりやすい時期は、人生で3回あります。

1回目は出生時です。赤ちゃんは産道を通るとき、母体から「腸内細菌」をもらいますが、この菌が良好なものでないと便秘が起こります。また、消化機能が未発達であることも一因となります。

2回目は20歳前後のころ。進学や就職で実家を離れるなど、食生活や環境の変化、それに伴うストレスが便秘を招くことがあります。

3回目は、50歳前後の閉経期です。女性ホルモン「エストロゲン（卵胞ホルモン）」の分泌が低下し、自律神経が乱れやすくなるからです。

また女性は、生理前にも便秘をしやすくなります。その原因は、もうひとつの女性ホルモンである「プロゲステロン（黄体ホルモン）」です。プロゲステロンには水分を溜め込む働きがあり、大量に分泌される黄体期には、腸も水分を多く含んでむくみます。すると、蠕動運動が弱まるからです。

さて、ここまで男性と女性の体の違いや、腸の傾向について大まかに語ってきましたが、もちろんここには個人差があります。

女性でも「便秘はしないけれど、下痢をすることがしょっちゅうある」という方はいるでしょう。これはこれで、大いに問題があります。

下痢をしやすいということは、腸が自然に蠕動運動をしていないことを意味します。腸の動きが安定しないのは、やはり位置に問題がある印です。臓器をきっちり引き上げて「快腸」を目指しましょう。

人体模型で見る腸は西洋人の体形で、実際と異なる

●日本人に多い「ねじれ腸」「下がり腸」

ところで皆さんは、腸の形というと、どんなイメージを思い浮かべるでしょうか。おそらく、理科の授業で出てきた人体解剖図や、理科室にあった人体模型を思い出すでしょう。あの図や模型では、小腸の周りを大腸が四角く囲んでいますね。

しかし実際のところ、ほとんどの日本人の大腸は、あの形ではないのです。

国立病院機構久里浜医療センター内視鏡部長の水上《みずかみ》健《たけし》先生によると、「四角い大腸」の持ち主は日本人のわずか2割で、その他の人は腸がとぐろを巻くようにねじれていたり、腸全体が落ちてしまったりしているのだそうです。

反対に、大半の西洋人の大腸は、四角い形であることから、ドイツなどの西洋医学の中心地では、四角い腸の図が医学書に載っており、日本はそれをお手本に解剖図や

模型をつくり、その結果、私たちも「大腸は四角い」と思い込んでいたわけです。本書にも何度か「腸の図」が登場しますが、その四角い形はあくまで「見やすさ」のためであり、本当はもっとねじれたり下がったりしているのだと思っておいてください。

なお水上先生は、腸のねじれや落ちやすさは日本人などアジア人の遺伝形質で、生まれつきのものだと指摘されています。日本人の大腸は、後腹膜に付着する「固定点」のくっつきが弱い傾向にあるのです。しかし、「遺伝だから仕方がない」と放置するのは禁物、ともおっしゃっています。便秘がひどくなったり、その重みで腸がますます下がったりと、さらなる弊害が出てしまうからです。ねじれ腸は、ねじれの部分に食べ物が滞留しやすいものの、運動で腸を「揺らす」ことで便秘を防ぐことができます。また、下がった腸の場合は、運動とマッサージが効果的です。これから紹介する「腸ストレッチ」と「腸もみ」は、まさにその対策に当たるでしょう。毎日腸をケアすることで、代々の「下がり腸遺伝」に対抗しましょう。

「美腸」になれば、体はガラリと変わる

●エステでもやせなかった体が10キロ以上も減量

「腸を上げるだけで、本当にぽっこり下腹が直るの？」

と、疑問に思う方もいるでしょう。

私たち日本美腸協会は、「美腸プランナー®」という資格を設けています。資格を取得して巣立っていった人たちは、もともと本人が下がり腸で、肥満や不調に悩んでいたケースがほとんどです。そして皆が、見事に変身を遂げています。

たとえば、就職後の不規則な食生活で太っていたTさんは、半年で13キロ減に成功。痩身エステに通ってもまるで効果のなかった体が、2週間で5キロ減、2か月で11キロ減とスルスル変わり、その後もまったくリバウンドは見られません。

10代から過敏性腸症候群に悩んでいたIさんも、美腸ケアを始めてからは症状がみ

るみる改善。体重も12キロ減り、体が軽くなったおかげで運動もできるようになったそうです。

このように、腸の位置を整え、中をキレイにすると、健康的な減量が可能になるのです。

効果はほかにもあります。

経験者の多くは、婦人科系の疾患にも悩まされていました。生理痛、不正出血といった症状から、「子宮がん検診で細胞の異形成（がんの一歩手前の状態）を指摘される」といった深刻なケースまであります。これは下がった腸が子宮などの婦人科系の臓器を圧迫していたことと、決して無関係ではなかったでしょう。

これら婦人科系の症状が、美腸習慣で劇的に改善したのです。

細胞の異形成が見つかったFさんは、それと前後して美腸ケアをスタートさせたところ、3か月後の検診では悪い細胞が消え失せていたそうです。しかもウエストは、4・5㎝減。幼いころから悩んでいたアトピーも落ち着き、お肌もツヤツヤになったそうです。

皆さんもぜひ「変身」の仲間に加わりましょう！

消化器と小腸・大腸の役割

●消化吸収だけでなく、免疫やメンタルも支える小腸

ここまでのおさらいも兼ねて、腸を含む「消化器」を図で確認しましょう。腸は「長い管」だとお話ししましたが、消化器全体が口からお尻の穴まで続く、1本の管なのです。食べ物は口から入り、食道を通って胃でドロドロに溶かされたあと、小腸で本格的に消化されます。小腸はほかにも、免疫細胞をつくり出したり、腸の正常な働きを促すホルモン「セロトニン」を分泌したりと、人体に欠かせない働きをしています。その小腸をグルリと囲むのが大腸です。大腸の役割は、消化吸収のあらかた終わった食べカスから水分を抜き取り、便にして運ぶこと。左の上行結腸と右の下行結腸の間の「横行結腸」が「垂れスポット」であることは、すでに説明した通りです。

消化器の全体像

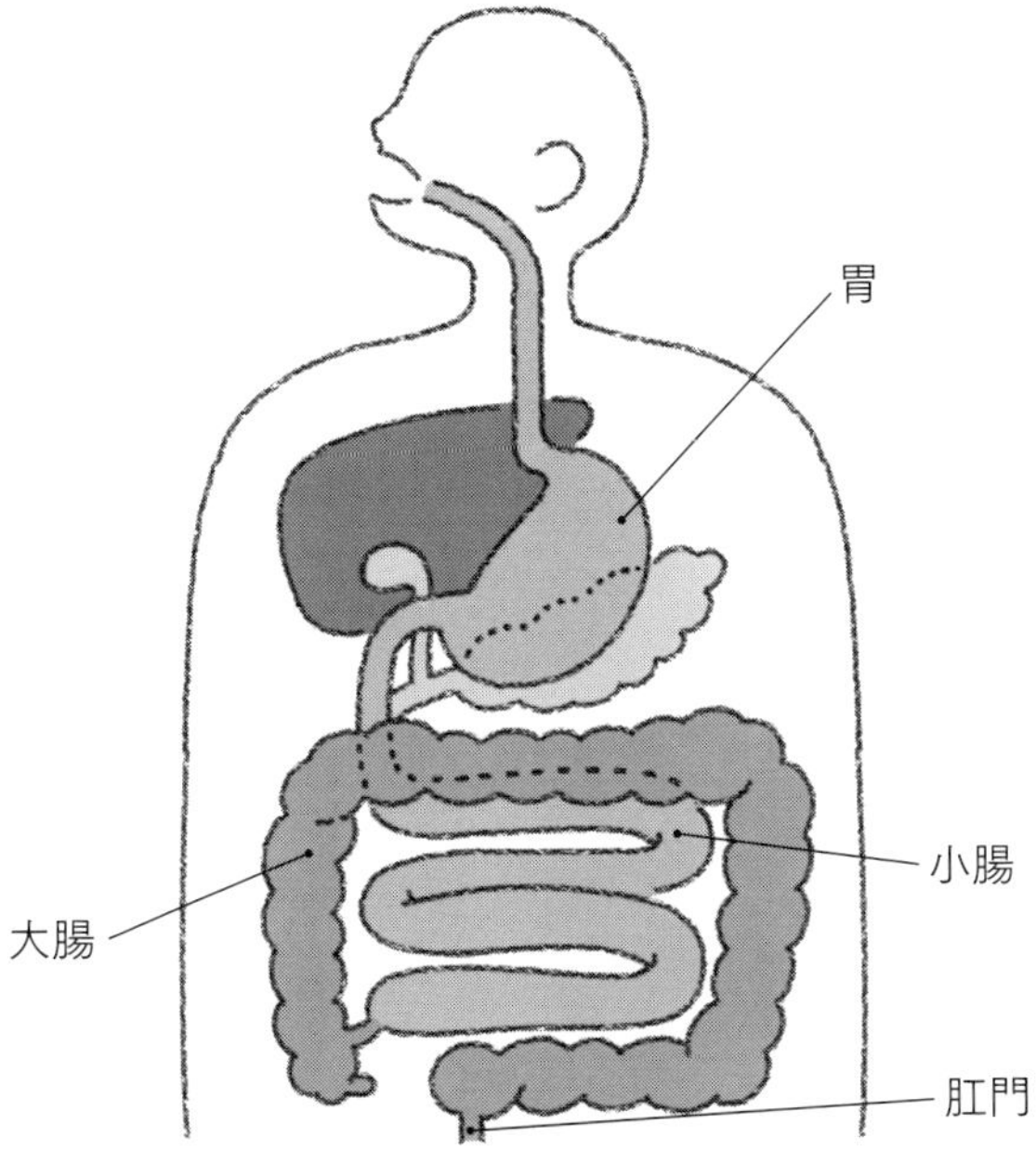

腸の詳細

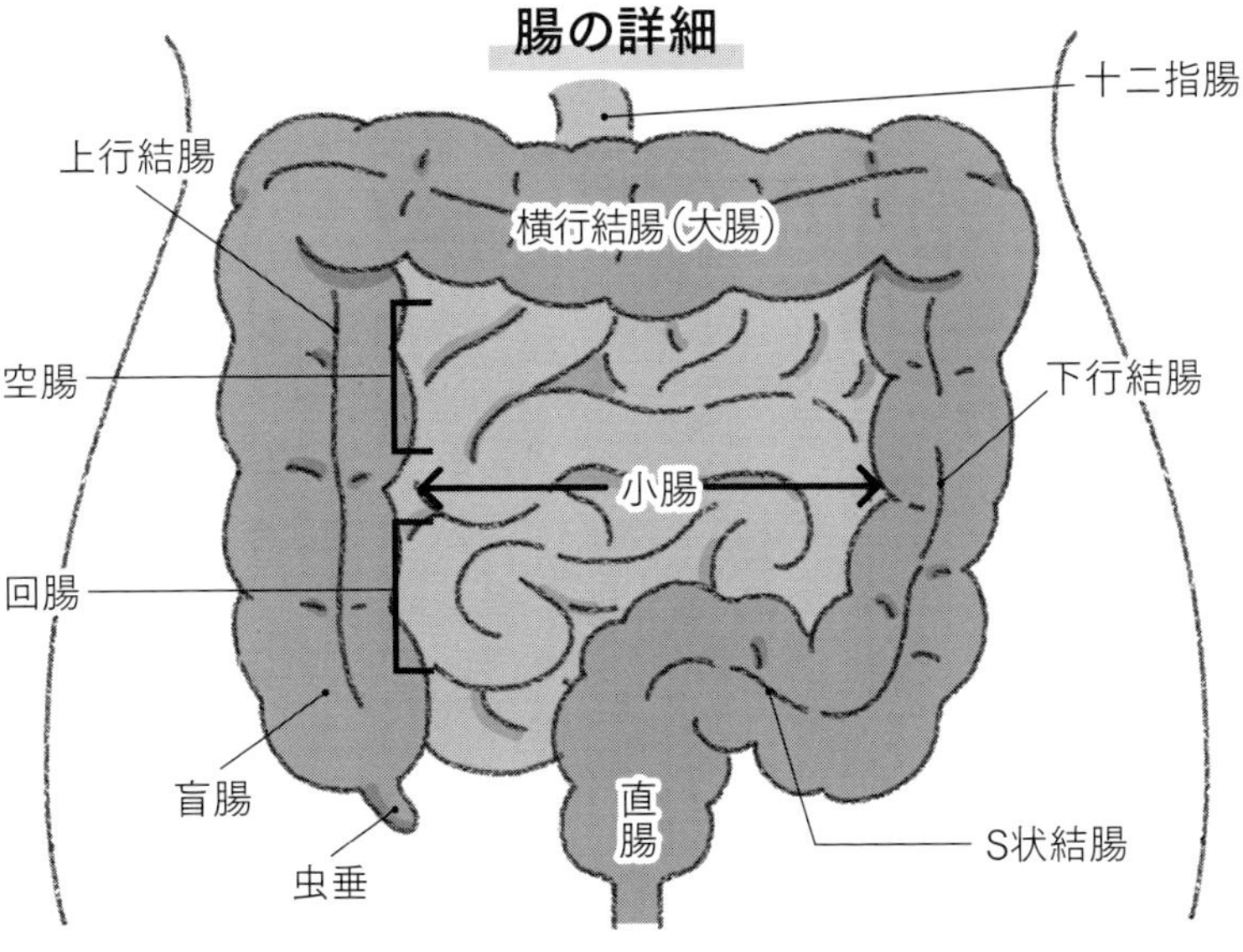

キーポイントとなる筋肉の一覧（横隔膜・腹横筋・骨盤底筋群・腸腰筋）

●筋肉を整えると「呼吸」と「姿勢」が良くなる

腸を支えている「筋肉」も重要ポイントです。

左の図を見てみましょう。骨盤が臓器の受け皿となっていて、その外側を筋肉群が覆っていますね。胃の上部にある「屋根」の部分が横隔膜《おうかくまく》です。呼吸によって上下するこの膜は、息を吸って下がるときに腹圧を高め、排便を促す働きがあります。

両サイドにあるのは、腹筋群の中の一番奥に位置する腹横筋です。こちらも、呼吸によって腹圧が高まり、腸の働きを促します。

下がり腸の人は全般に、呼吸が浅い傾向にあります。後ほど詳しくお話ししますが、「呼吸を整えることが重要！」ということを覚えておきましょう。

さて、背後には「多裂筋」という筋肉があります。ここを鍛えると、良い姿勢を保

腸を守る骨盤周りの筋肉

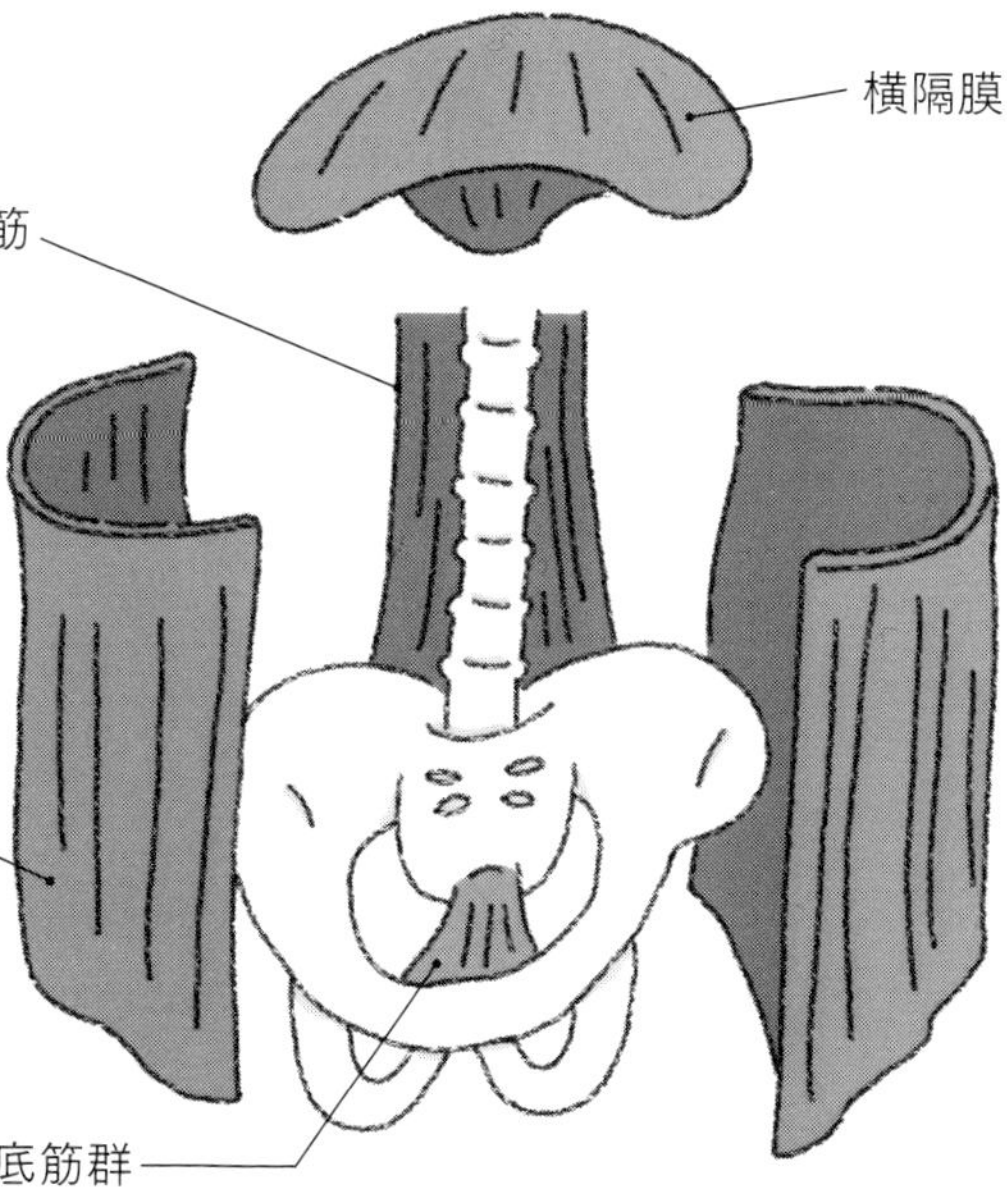

つことができて、腸が下がるのを防ぐことができます。姿勢も、呼吸と同じく重要ですから、頭の隅に入れておいてください。

そして底部にあるのが、骨盤底筋群です。この筋肉は腸をはじめ、子宮や膀胱も下支えしています。骨盤底筋群には「肛門括約筋」や「肛門挙筋」といった、排泄に関わる筋肉も含まれています。ここを鍛えることで、加齢に伴う「尿漏《も》れ」なども防げます。

次に登場するのは腸を支える上で、とりわけ重要な筋肉である「腸腰筋」です。

それを示しているのが、左ページの上の図です。

腸腰筋は「大腰筋」と「腸骨筋」という、2種類の筋肉で構成されています。大腰筋は、体幹と下半身を結ぶ唯一の筋肉で、膝を持ち上げたり、股関節を曲げ伸ばししたりするときに使います。また、背骨のS字カーブをキレイに保つ役割もあります。

一方の腸骨筋は、骨盤の両サイドの「羽根」の部分＝「腸骨」の内側を、ピッタリ覆っている筋肉です。こちらも股関節の曲げ伸ばしに作用するほか、内臓への衝撃をやわらげるのに役立っています。この2つの筋肉を、横から見たのが下の図です。両方とも、背骨の自然なS字カーブを保ち、姿勢をピンと正すのに不可欠であることがわかりますね。

腸腰筋がゆるむと姿勢が崩れ、猫背になります。すると脊椎のカーブも崩れるので、そのぶん人体はバランスを取ろうとして、下腹を突き出す格好になります。そう、腸腰筋のゆるみは、ぽっこり下腹の原因になるのです。

「腸ストレッチ」を丹念に行うと、腸腰筋がきちんと働くようになります。大いに動かして、姿勢の崩れと下がり腸をシャットアウトしましょう。

腸腰筋の図

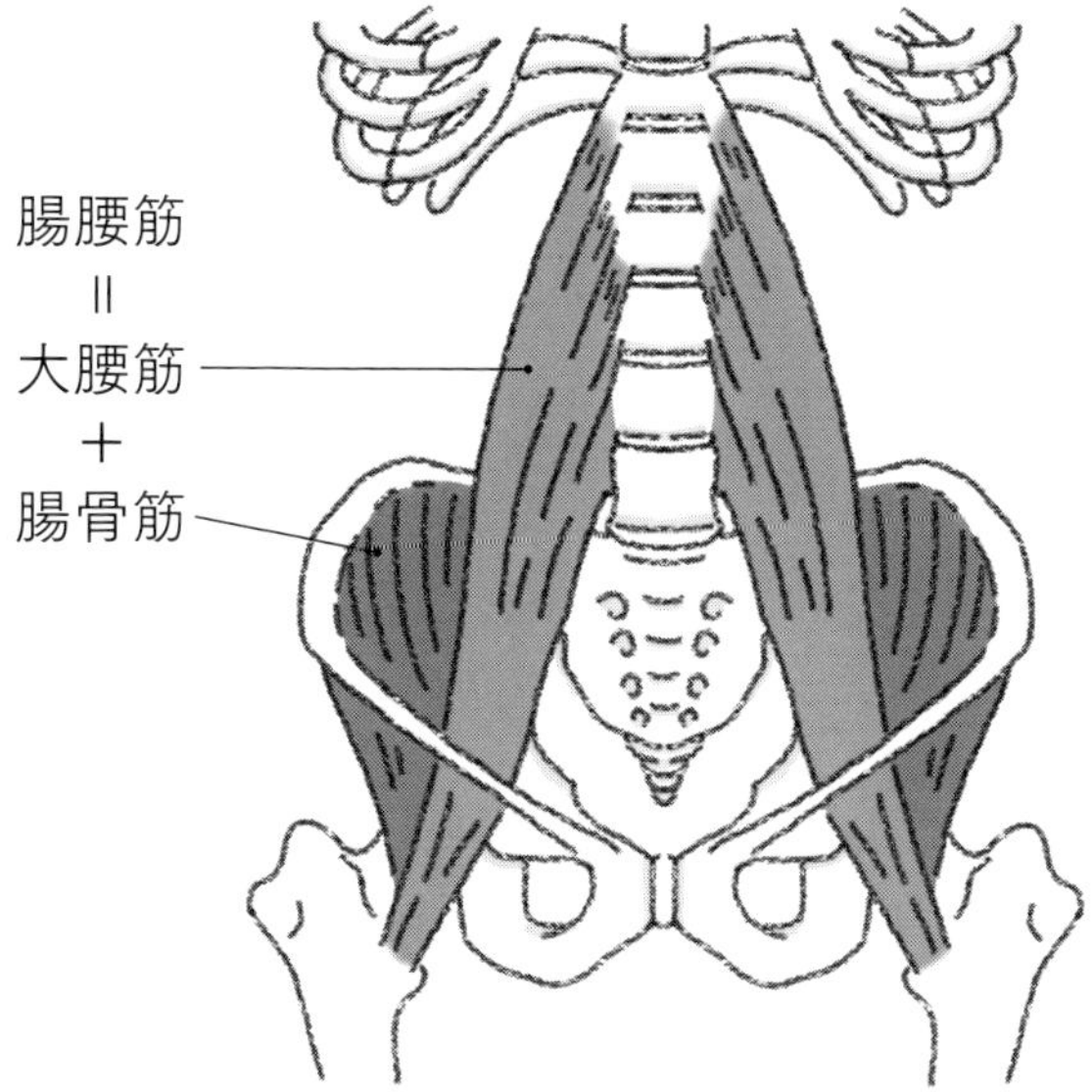

横から見た腸腰筋

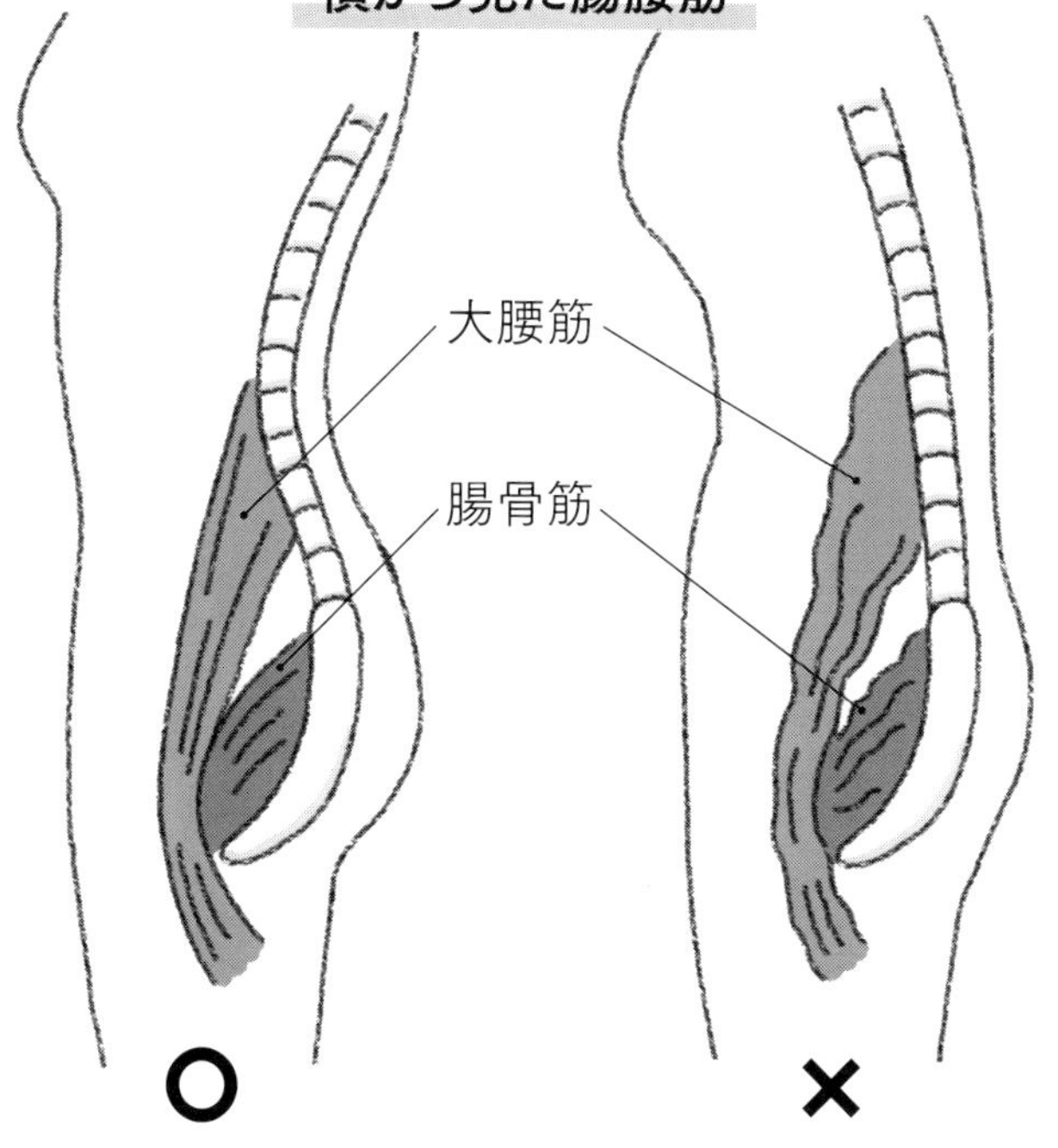

外側からでもわかるあなたの腸の位置

●「への字へそ」は下がり腸のサイン

ぽっこり下腹は下がり腸のせい、とお話ししてきましたが、「そもそも私の腸は本当に下がっているの？」「確かにぽっこり下腹だけど、脂肪がつきすぎているだけでは？」と思う方もいるかもしれませんね。

では実際にお腹の中をのぞいてみましょう……というわけにはいかないのが残念ですが、実は外側からでも、下がっているかどうかはわかります。

その判断材料は、「おへその形」です。

おへその形が縦長なら、あなたの腸はあるべき位置にあります。

ただし、おへその形は生まれつきの要素によっても違いが出ます。垂直の一本線、もしくはアーモンド形や、縦長の円形ならば大丈夫、と考えてください。

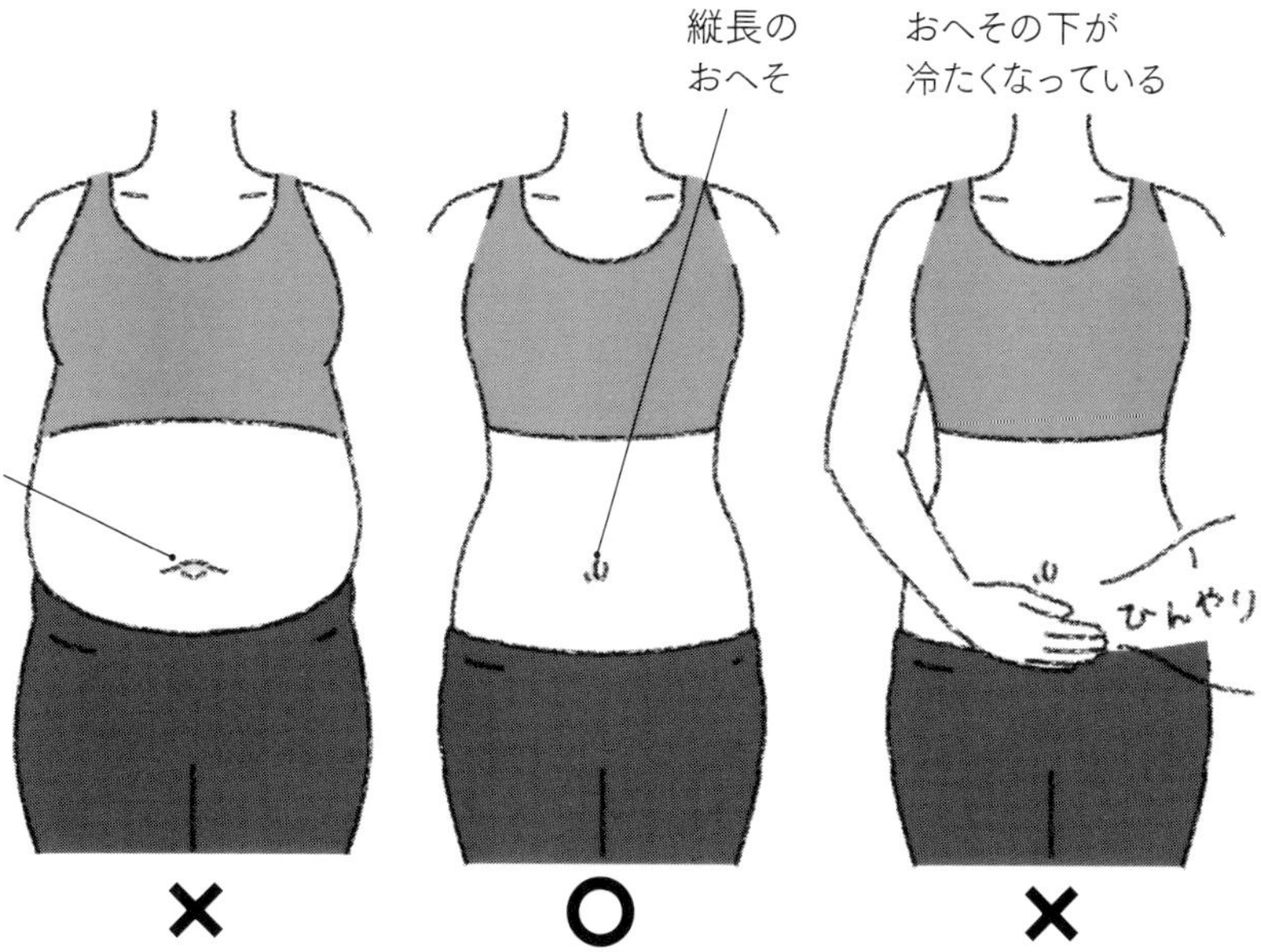

問題は、横長のおへそです。これは明らかに腸が下がっている印です。記号の「マイナス」のような形はもちろん、「への字」形に両端が下がっていたら、かなりの下がり腸です。おへその裏側にある小腸がダランと落ちて、外側のお肉を一緒に下へと引っ張っているのです。

もうひとつの方法は、おへその下に手を当てて温度を確かめることです。もしひんやりしていたら、腸が下がっています。冷たいのは血流が滞っているからであり、血行の悪い腸は「下がった腸」と言えるからです。

ダイエットしても下腹がへこまないのは腸の位置が正しくないから

●下がった腸が老廃物を再吸収する！

「ぽっこり下腹」に悩む人なら、食事を減らしたり、カロリーや糖質を抑えたりと、一度はダイエットに挑戦したことがあるはずです。

しかし、思ったほどの効果は出なかったのではないでしょうか。一時的に効果が出たとしても、すぐリバウンドした人も多いはずです。

「やつれた」感じにやせてしまった、という声もよく聞きます。食事を極端に減らす方法をとった場合にこのようになるケースが多いのですが、見た目はもちろん、栄養不足で体を壊す危険もあるので絶対に避けたいところです。

一方、野菜やキノコをふんだんに摂ったり、油を亜麻仁油《あまに》やえごま油などに変えたり、チアシードなどのスーパーフードを摂ったりと「体に良い食べ物」を賢く摂る、意識の高いダイエッターの方もいます。

しかしそれでも結果は今ひとつ、ぽっこり下腹も変わらず……というケースは多くあります。

腸が下がっているかぎり、どんな方法をとっても、下がった腸が前にせり出してしまうことに変わりはないのです。

「体に良い食べ物」を摂ることはとても良いことですが、「下がり腸」ではその栄養素もムダになってしまうのです。

活動量が落ちた腸内では、消化吸収されない食べカスが残って、腸の内側が汚れます。良いものを取り込んでも、汚れた腸壁からではうまく吸収されません。それどころか、腸壁の汚れから老廃物ばかり再吸収してしまう可能性が高いのです。

腸を上げれば、それらの問題はスッキリ解決、ダイエット効果もきちんと出ます。それも「やつれた感じ」ではなく、お肌のハリやツヤは前より改善するでしょう。もちろん、リバウンドとも無縁です。

腸を上げて、腸壁をキレイにすることが、すべての基盤なのです。

あなたの腸はどうなっている？

●小腸は「無数の凹凸」でできている

前ページで「下がった腸の中は汚れている」とお話ししましたが、その汚れはどこに、どんなふうに溜まっていくのでしょうか。

小腸の粘膜には「腸絨毛《ちょうじゅうもう》」という突起が無数にあります。その突起にも「微絨《びじゅう》毛《もう》」という細かい突起が生えています。つまり、小腸の表面は凹凸がとてつもなく多く、表面積は全部広げると、なんと200㎡になります。

小腸が下がって蠕動運動が不活発になると、この無数の凹凸に、びっしりと汚れが溜まってしまうのです。一方、大腸に関しては、「ブランコ」状態の横行結腸に便が滞留しやすいほか、横行結腸から下行結腸に向かう「曲がり角」も要注意ポイントです。さらには、S状結腸のカーブも、溜まりや詰まりが起こりやすい場所です。大腸の汚れや詰まりは、「腸内細菌」に悪影響を及ぼします。

大腸には、約1000種類、100兆個もの腸内細菌があります。それらが密生しているさまをお花畑になぞらえて、「腸内フローラ」と言います。

腸内細菌には「善玉菌」「悪玉菌」「日和見《ひよりみ》菌」があり、理想的な比率は2：1：7。腸の汚れや下がりがあると、悪玉菌が増え、善玉菌が減ります。

残りの日和見菌は、「悪玉優勢」と見るや、悪玉菌の味方に回ります。その結果、体に不調が起こります。次項目からは、そんな種々のトラブルやリスクについてお話ししましょう。

便が溜まったり詰まったりしやすい場所

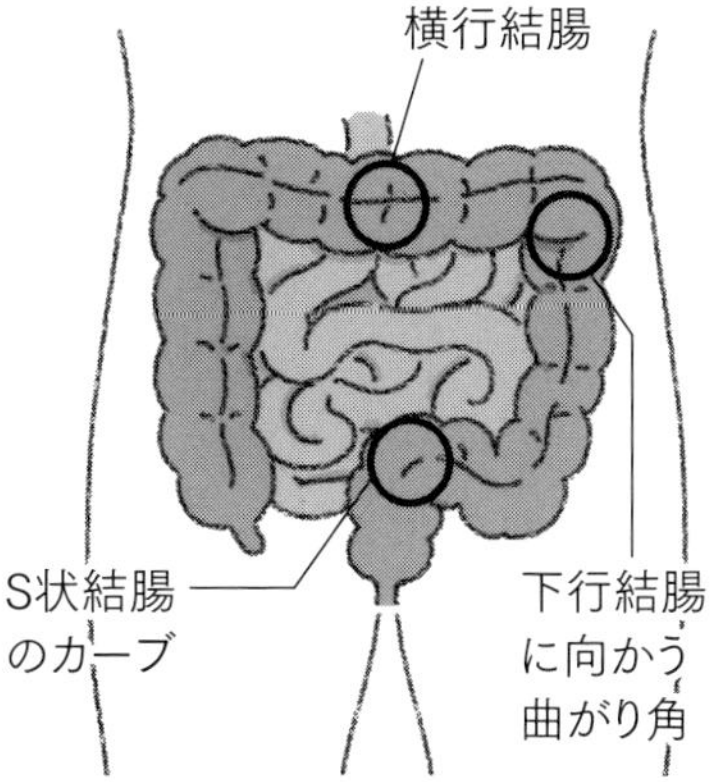

蠕動運動が不活発になると汚れが溜まる場所

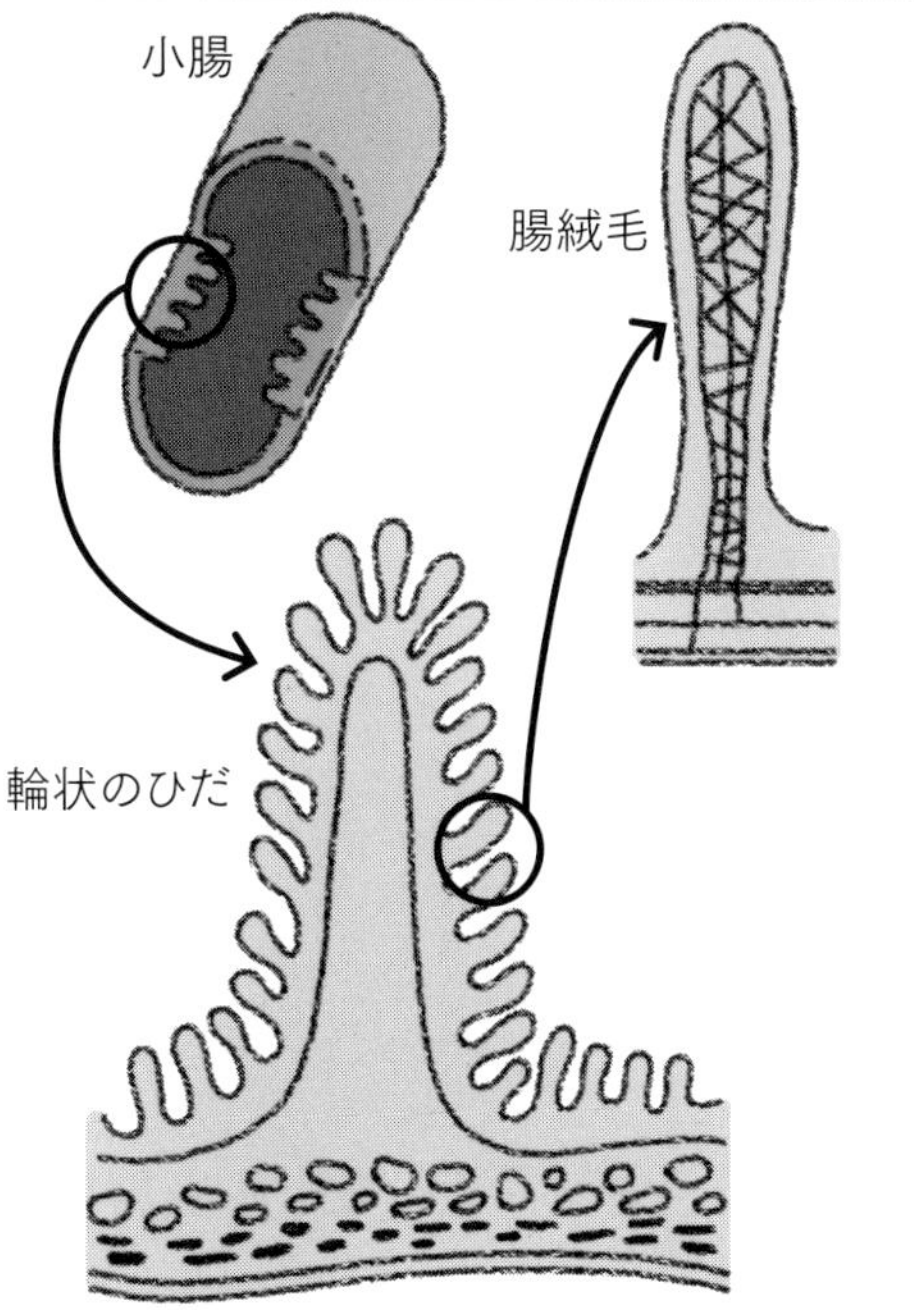

腸の位置が下がることで心配なのは体形の崩れだけではない

●臭い、お腹のトラブル、肌荒れも……

善玉菌の代表格は、乳酸菌やビフィズス菌。皆さんもよくご存知の、体に良い菌です。日和見菌は、バクテロイデス、ユウバクテリウム、嫌気性連鎖球菌など。善玉菌と悪玉菌、どちらの勢力が強いかによって、良いほうにも悪いほうにも作用します。問題は悪玉菌です。ウェルシュ菌、ブドウ球菌、病原性大腸菌などを代表格とする悪玉菌は、病気の原因になるほか、体の老化を促進する作用があります。増えすぎた悪玉菌は腸内で腐敗を起こし、硫化水素やアンモニア、インドールやスカトールなどの有害物質を発生させます。ちなみにインドールやスカトールは、便の臭いの原因でもあります。「良いうんち」は黄土色～黄茶色で、臭いがしても「甘酸っぱい」程度ですが、インドールやスカトールの多い便はこげ茶～黒色で、臭いも強烈。悪玉菌が多いとガスも発生しやすくなり、これまたかなりの臭いです。

そして、便秘や下痢が起こりやすくなります。両者は正反対に見えますが、いずれも、腸の蠕動運動が異常をきたしている印。どちらも痛みや不快感が伴い、日常のストレスが倍増します。

なお、下痢型・便秘型・混合型などさまざまなタイプのある「過敏性腸症候群」も、悪玉菌の増殖と関係があると言われています。直接の原因は、ストレスや食生活の乱れです。大腸が痙攣《けいれん》し、腸の内容物がうまく運ばれなくなります。この症状がさらにストレスを増大させ、メンタル疾患に至ってしまうこともあります。細かいところでは、お肌のトラブルが増えます。

腸の働きが悪くなり、栄養の吸収や老廃物の排出に支障をきたすことで、吹き出物が出たり、顔色がくすんだり、シワやたるみが増えたりと、お肌のターンオーバーが滞りがちになります。同じ理由で、髪もパサつきやすくなります。髪をキレイにしたいなら、トリートメントをしたり海藻をたくさん食べたりすることよりも、まずは腸内環境を良くすることのほうがはるかに近道なのです。

「下剤で出す」という危険な習慣

●下剤には「飲み方」と「減らし方」がある

ひどい便秘症で、「下剤を使って出すのが当たり前」になっている人がしばしばいます。下剤は「便秘薬」と銘打ってあり、つい「便秘に効く良いもの」というイメージを抱きがちですが、常用すると、さらなる便秘と腸下がりを招きます。とくに危ないのが「刺激性下剤」。腸を刺激して無理やり便を排出させる薬なので、腸の炎症が慢性化します。使い続けると粘膜が傷ついて、真っ黒に変色することも。また、刺激性下剤は腸をむくませる作用もあります。水分を含んでズッシリと重くなった腸はさらに下がり、さらに便秘が重症化します。そこへさらに下剤を入れるという悪循環に入り込むと、やがては便を自分で出す力までが失われます。

下剤を使うときは、効き目のやさしいものから使うのが鉄則です。

便の量を増やす「膨張性下剤」が、最もやさしい便秘薬。その次が、便を柔らかくする「塩類下剤」。酸化マグネシウム使用のものが代表的です。

その次が、前述の「刺激性下剤」です。センノシドなどの成分が腸の蠕動運動を促進します。ドラッグストアでよく見かける便秘薬はこのタイプが主流ですが、いきなりここから始めないように気をつけましょう。

最も強いのが「潤滑性下剤」、つまり浣腸《かんちょう》です。腸と便との摩擦をやわらげてスルリと出す薬ですが、刺激が非常に強く、肛門が傷ついたり、出血したりする恐れもあります。すでに強い薬に頼っている人は、「減らし方」も知っておきましょう。

まず、規定量を超えて飲んでいる場合は、規定量を守ることからスタート。次いで、刺激性→塩類→膨張性、というように、弱いものへ変えていきます。そして、「飲まない日」を徐々に増やすことです。2日間は便が出なくても何も飲まず、3日目に飲む、というふうに、間隔を空けるようにしましょう。

なお、便秘の症状が深刻すぎたり、薬への依存度が高すぎたりする場合は、病院の「便秘外来」を受診しましょう。便秘外来のゴールは「薬に頼らずに出せるようになること」です。ここを目指して、下剤要らずの腸になりましょう。

腸の位置と「メンタル」との深い関係

「幸せホルモン」の9割は腸でつくられる

腸は、脳との間に「脳腸相関」というつながりがあります。これは、互いの状態が互いに影響を受けることを意味します。

脳がストレスを感じると、腸内環境は悪化します。そして腸の具合が悪いと、脳はさらにストレスを感じるという悪循環が起こります。

逆に、好循環を起こすこともできます。腸を元気にすると気持ちも上向きになり、さらに腸の状態も良くなっていきます。

また、腸では「セロトニン」という神経伝達物質が生成されます。この物質は別名「幸せホルモン」と言い、脳内で働くと精神の安定や幸福感がもたらされます。人体にあるセロトニンの90％は腸にあり、残り8％が血液、2％が脳にあります。腸にあるセロトニンの役割は「整腸作用」、つまり便秘や下痢を防止することです。脳でのセロトニン生成を促すには、やはり腸の働きが不可欠です。セロトニンの材料である「トリプトファン」が含まれた食事を摂ってセロトニンの「もと」をつくり、それが消化吸収されて血液で脳に運ばれていくことで、脳内でセロトニンをつくることができるからです。

一方、脳と腸をつなぐ「自律神経」も、メンタルに大きく影響します。

自律神経には交感神経と副交感神経があり、交替で働くのが特徴です。交感神経は緊張時に、副交感神経はリラックス時にONになりますが、現代人の生活はストレスが多く、交感神経が常にONになってしまいがちです。ですから意識的に、副交感神経をONにする必要があるのです。

腸が良く動くようになると、副交感神経のスイッチが入りやすくなります。副交感神経が働くときは消化器の蠕動運動も活発になり、ここにも「好循環」が生まれます。

なお、自律神経の働きは年齢とともに鈍ります。女性は40～50代が、急激に機能が落ちる時期です。適切なケアで、自律神経のエイジングを食い止めたいですね。

腸が上がると「免疫」も整う

しつこいアトピーや花粉症が改善

腸をケアしたら、「花粉症がピタリとやんだ！」「子どものころからのアトピー性皮膚炎がスッキリ解消した！」という声をよく聞きます。

これは、腸の働きが、免疫と深く関わっているからです。

免疫とは、体に入ってきた異物を排除する防御システムです。「自分の体とは違うもの」を攻撃することで、病原菌などの害から体を守る賢いしくみですが、ときどき「暴走」することがあるのが困り物。体にほとんど害をなさないものにまで過敏に反応し、攻撃をしかけてしまうことがあるのです。

花粉、ハウスダスト、動物などのほか、特定の食べ物など対象は多岐にわたります。皮膚が腫れたり、かゆみが出たり、くしゃみが止まらなくなったりするアレルギー反応を起こします。アトピー性皮膚炎も、免疫システムの乱れが根本的な原因だと言われています。腸のケアによってそれらがピタリと収まるのはなぜでしょう。それは、小腸がきちんと機能するようになるからだと思われます。

小腸には、消化吸収やセロトニン生成という役割のほか、「免疫細胞の集積」という大事な役割もあります。小腸には「腸絨毛」がびっしり生えている、とお話ししましたね（↓32ページ）。この絨毛の間には、リンパ球が密集した塊＝「パイエル板」という組織があります。パイエル板は小腸の後半部分にある「回腸」に集中していて、免疫細胞の7割がここに生息しています。

パイエル板には独自の免疫機能があります。表面にある特殊な細胞は、細菌やアレルゲンなどの異物を取り込み、その形や性質を分析し、記憶します。そして、対応策を免疫細胞に知らせているのです。

免疫細胞の働きには、腸内細菌も深く関わっています。良い腸内細菌が増えると、免疫細胞の働きを助けます。同時に、過剰な反応に対しては、それを抑制する物質を活性化させて調整するため、アレルギー症状を抑えることができます。このように、腸を整えることは、免疫の正しい働きを取り戻すことでもあるのです。

こんな立ち方・座り方は内臓を下げる

●猫背・反り腰・足を組むクセはNG

ここで再び思い出していただきたいのが、腸の位置と「姿勢」の話です（↓24ページ）。姿勢が悪いと、腸は下がりやすくなります。とくに避けたいのが猫背です。猫背になると、反対にお腹が前に突き出る形になりますね。支えとなる筋肉も働かず、腸は下に落ちてしまいます。

猫背はお腹や背中だけでなく、顔まわりの筋肉が「だらける」原因にもなります。アゴが突き出て口元がゆるみ、アゴ下のお肉がたるむようになります。フェイスラインのたるみや、首のシワの原因にもなるので気を付けたいところです。また、顔はだらんとしているのに首の後ろは緊張するので、肩凝りや首凝りも招きがちです。では逆に、腰を反らせばいいかというと、これも良くありません。下腹部が下向きにな

こんな姿勢をしていませんか？

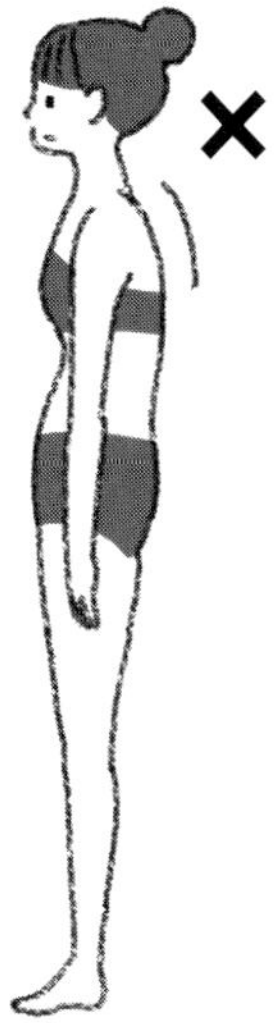

猫背

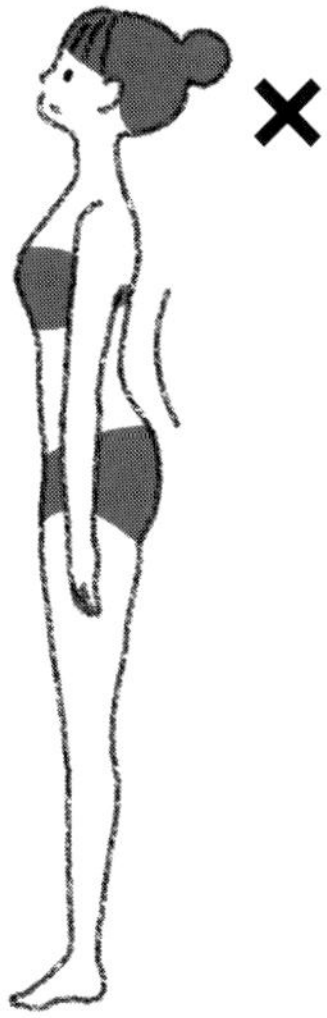

反り腰

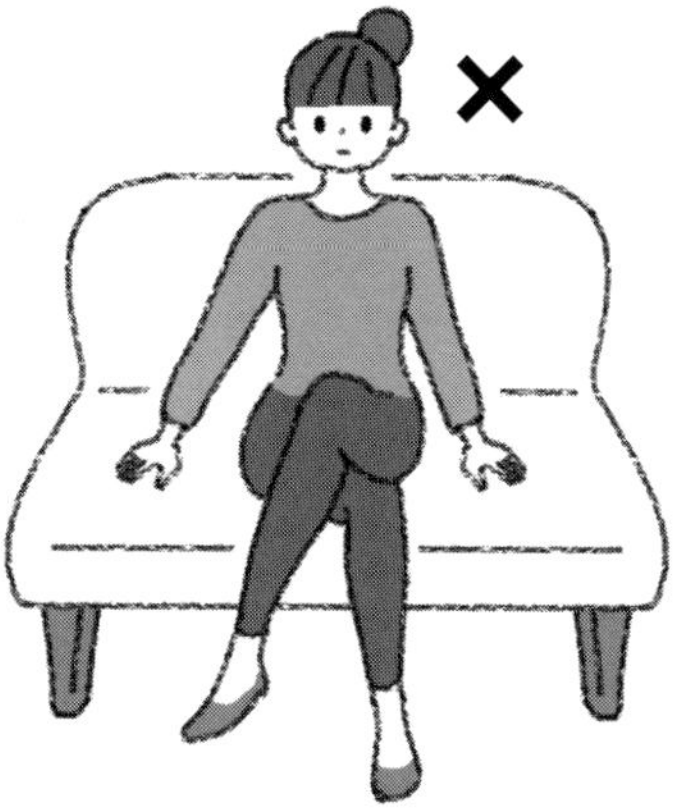

足を組む

り、そこに腸が落ちて、やはりぽっこり下腹になります。上半身の背面に不必要な力がかかるので、腰痛の原因にもなるのです。骨盤を立てて、まっすぐに背筋を伸ばす立ち方を心がけましょう。座るときも注意が必要です。足を組むクセがある人は、骨盤まわりの筋肉が弱くなり、下がり腸を招く可能性が高くなります。

　そもそも足を組みたくなるのは、すでに筋力が低下しているからです。足を組まないと、膝をつけておくのがシンドイ……と感じてしまう人は多いはずです。そんなときこそ「腸ストレッチ」をしましょう。日々の姿勢を正しつつ、筋力も取り戻していきましょう。

腸を変えて人生を前向きに生きよう

●「良い習慣」で「良い腸サイクル」が回り出す

ここまで読んでくださった皆さんは、「下がり腸」の原因について、すでにかなりの知識を得ているでしょう。

日本人をはじめとするアジア人の腸は遺伝的・構造的に、下がりやすい性質を持っているということ、呼吸が浅かったり、姿勢が悪かったりすると、さらにその傾向が助長されること、腸に食べ物が滞留することで、悪循環的に下がり腸が重症化することなど……。次の章ではその知識をもとに、何をどう変えれば良いかをご紹介します。

ポイントは、変える「順番」です。効率的に腸を変えていくノウハウがあれば、腸をよみがえらせることができます。

まずは「腸に良い習慣」と「腸に悪い習慣」についてお話ししておきましょう。良い習慣はいずれも、「リズム」を整えるため、腸のパフォーマンスを最大化できるきっかけやタイミングを与えます。

まず、朝一番に「日の光」を浴びましょう。睡眠中に副交感神経優位となっていた自律神経が、光の刺激によって交感神経優位に切り替わります。この切り替えがうまくいくと体内時計が整い、腸の働きも良くなって、「朝のお通じ」もスムーズになります。起き抜けに「コップ一杯の水」を飲む習慣も続けましょう。水の刺激が蠕動運動を促してくれるからです。一口目はすぐだけにして、口内の細菌を洗い流し、二口目から飲みましょう。水の温度は「人肌」程度がおすすめです。

朝食は少量でも良いので必ず食べましょう。これも蠕動運動を促す大事な習慣です。昼食・夕食の時間は「決めすぎない」のがコツ。空腹になっていないのに食べると、腸がムダに酷使されます。お腹がすいたタイミングで食べることを習慣にしましょう。ただし、就寝まで3時間を切ったら、飲食は控えましょう。

食事以外でおすすめの習慣は、「軽めの運動」です。体を動かして腸を揺らし、溜まりや詰まりを取りましょう。ウォーキングなどのほか、階段の上り下りも良いでしょう。股関節まわりの筋肉が、腸を効果的に刺激してくれます。

入浴時はシャワーで済ませず、できるかぎり湯船につかりましょう。38～40度のぬるめのお風呂に15分つかると深部体温が上がり、腸の冷えをリセットできます。副交感神経が優位になり、安眠効果も上がります。お風呂で温まった体で、就寝前にストレッチや腸もみをする、という流れを習慣化しましょう。

次は、「悪い習慣」について。朝一番、空腹時にコーヒーを飲んでいる人は多いと思いますが、これは腸に良くありません。コーヒーには排泄を促す作用がありますが、「刺激」で便を出すクセがつくと、自分で出す力が失われてしまいます。コーヒーの利尿作用が、起き抜けのカラカラに乾いた体から、さらに潤《うるお》いを奪ってしまうのもデメリットです。トイレを我慢するのも避けましょう。忙しくて行く暇がない、人に見られたくない、などの理由で我慢してしまうと、「溜まる→重くなる→下がる」という定番コースに。これを防ぐには、外出する前に便を出してしまうのが一番です。そのためにも、ここまで説明してきた「朝の習慣」が必要となるわけです。

食べ物で避けたいのは「白砂糖」です。体のミネラル分が奪われ、腸の動きが抑制されてしまうからです。おやつには「スイーツ」ではなく、ドライフルーツやナッツ、小魚や乾燥昆布などがおすすめです。いずれも、硬めで「噛み応え」のある食材であることがポイントです。噛むという動作は副交感神経をONにして、リラックスさせる作用があるのです。また、噛む回数が多いと少量でも満足感が得られ、食べすぎを防ぐこともできます。

最後に挙げるNG習慣は、「就寝直前のスマートフォン」。スマホの画面が放つ「ブルーライト」という光線は目への刺激が強いため、交感神経が優位になって、睡眠の質を下げてしまいます。ベッドに入ったら、スマホの電源はオフにするのが理想です。深い眠りによって副交感神経が十分に働けば、消化活動も存分に行われて、翌朝のお通じもスムーズになります。こうして、「朝一番で腸にスイッチを入れる／夜はリラックスしてぐっすり寝る」というサイクルを回していくことが大切です。腸がその役割を存分に果たせるような日常生活を心がけましょう。

コラム

「間違った腸活」をしていませんか？

「下がり腸」についてはまだ「知る人ぞ知る」状態ですが、腸内環境の大切さは、すでに多くの人がご存知でしょう。腸内細菌を育てるための「腸活」というキーワードもよく耳にしますね。

しかしたまに、曖昧な知識のまま極端なやり方をする「腸活やりすぎさん」がいるのが心配です。

「断食」でデトックスできるという話を聞きかじって、1週間ほとんど何も食べずに栄養失調に陥った人もいますし、ハードすぎる運動をして「効果が出ない」と訴える人もいます。

腸に良いのは、あくまで軽めの運動。強度を上げるのは逆効果なのです。とくに夜の運動は交感神経が深夜もＯＮのままになってしまうので、睡眠の質も低下してしまいます。夜は軽めのストレッチや腸もみにとどめましょう。

肥満や便秘や心身の不調などの悩みが深いほど、人はつい、過激な方法に走りがちです。腸はとても繊細な臓器です。極端なやり方をするとかえって状態が悪くなります。

食生活も運動も、「ほど良く」することが大事です。「腸もみ」も同じく、渾身《こんしん》の力でもんだりせず、あくまでやさしくソフトに行うもの、と覚えておいてください。

PART 2

5STEPで下がった内臓を引き上げる

腸を引き上げるには内側・外側からのアプローチをバランスよく

腸を下げる「内側」の問題を5ステップで解決！

「腸ストレッチ」と「腸もみ」は、体の外側から働きかけるアプローチです。しかし、外側からだけ働きかけても効果は期待できません。なぜなら、腸が汚れたり下がったりする原因になった「内側の問題」が解決していないからです。

内側の原因のうち最大のものは、食生活です。朝食を抜いていたり、深夜に食べたり、栄養バランスが偏っていたり、腸に悪い作用を及ぼすものを食べていたりすると、腸は汚れてしまいます。そうした長年の食習慣を変えていくことが、何より重要です。骨盤のゆがみや、筋肉の衰えも問題です。姿勢や呼吸をどう変えればよいのかをしっかりつかんで、腸ストレッチや腸もみを「していない」ときも、意識することが大切です。

この内側からの改善には、5つのステップがあります。

1つ目のステップは「入れない」。これまで摂取してきた「腸に悪いもの」を避けることです。その代表格は、食品添加物と薬。これらの異物を体に入れないようにして、腸内環境を良くする基盤をつくりましょう。

2ステップ目は「出す」。腸壁についた老廃物を出して、消化吸収力を取り戻しましょう。そのために必要な食材は何かを知り、厳選することが大事です。

3ステップ目は「入れる」。ここで初めて、「腸に良いもの」を体に入れるステップに入ります。発酵食品を積極的に取り込んで、善玉菌を増やす下準備をしましょう。

4ステップ目は「育てる」。3ステップ目が整ったら、善玉菌のエサになる食材を摂り、善玉菌を元気に育てましょう。エサとして大いに活躍するのはオリゴ糖。調味料を見直して、腸に良い味付けの知識も備えたいところです。

5ステップ目は「キープする」。食生活の改善ができたら、仕上げとして腸まわりの筋肉群を鍛えましょう。腸腰筋や横隔膜、骨盤底筋群がきちんと働くようになれば、腸が下がるのを抑えられます。この5つのステップをそれぞれどう行うのか、さらに詳しく見ていきましょう。

STEP1「入れない」

●何気なく食べているその食品には添加物がいっぱい!?

「腸内環境を改善しましょう」と言われると、いきなり「腸に良いものを摂ろう」と思いがちですね。しかし、長年の悪い食習慣の中で汚れた腸では、そもそも吸収力が落ちているため、良い成分も取り込めません。

ですから、最初は「悪いものを体に入れない」というステップが必要です。

悪いものとは、善玉菌の敵になるもの。私たちが日ごろ食べているものの中には、この「敵」が山ほどいるのです。それが「食品添加物」です。

食品や調味料のパッケージの裏側には、「原材料名」が記してありますね。その末尾近くを見ると、「○○料」「○○剤」といった表示があるはずです。着色料、保存料、甘味料、酸味料、乳化剤、漂白剤、増粘剤……。これらが、食品添加物です。日本は「食品添加物大国」だと言われています。厚生労働省のホームページによると、2021年1月の段階で、認可されている食品添加物の数は、実に829品目に上ります。認可されているなら大丈夫なのでは？　と思われるでしょうが、食品添加物は化学合成物質であり、排泄されづらく、溜まりやすいのです。食品を選ぶときは原材料名を必ず確認し、できるかぎり添加物を避けましょう。とくに気を付けるべきはインスタント食品です。増粘多糖類や人工甘味料がふんだんに使われています。また、賞味期間の長いものは保存料が入っているので注意しましょう。コンビニ食は手軽ですが、基本的に避けたほうが良いでしょう。ウインナーやハムなどの加工品は、発色剤が使われているものが多いので「発色剤不使用」のものを選びましょう。小麦粉も、海外から輸入されたものは漂白剤が使われている恐れもあるので国産の小麦粉か全粒粉に切り替えると良いでしょう。

薬にも注意が必要です。とくに抗生剤は、腸内細菌を良いものも悪いものも殺してしまい、免疫力を下げてしまう恐れがあります。また、サプリメントには「つなぎ」として増粘剤が使われることが多々あります。「体のために」サプリを飲むことで添加物を取り込むことはできるだけ避けたほうが良さそうです。

STEP2 「出す」

●食物繊維の「2種類」を見分けられますか?

次は「出せる腸」を整えて、老廃物をしっかり体外に出しましょう。

突然ですが、50年前の日本人はどのくらいの頻度で「出して」いたかご存知ですか? 実はなんと1日3回以上出していたのです!

理由として考えられることはいくつかあります。この時代にはまだインスタント食品やコンビニ食がなく、食品添加物の摂取が少なかったことが一因でしょう。また、昔の人は今の人よりも運動量が多かったと考えられます。現代人はデスクワークが多いため筋力が低下しやすく、それが腸の活動を低下させる側面もあります。

しかしなんと言っても一番大きな理由は、食物繊維の摂取量の違いです。

食物繊維の多い「穀物」からどれだけ食物繊維を摂っていたかを比べると、201

健康な人の便

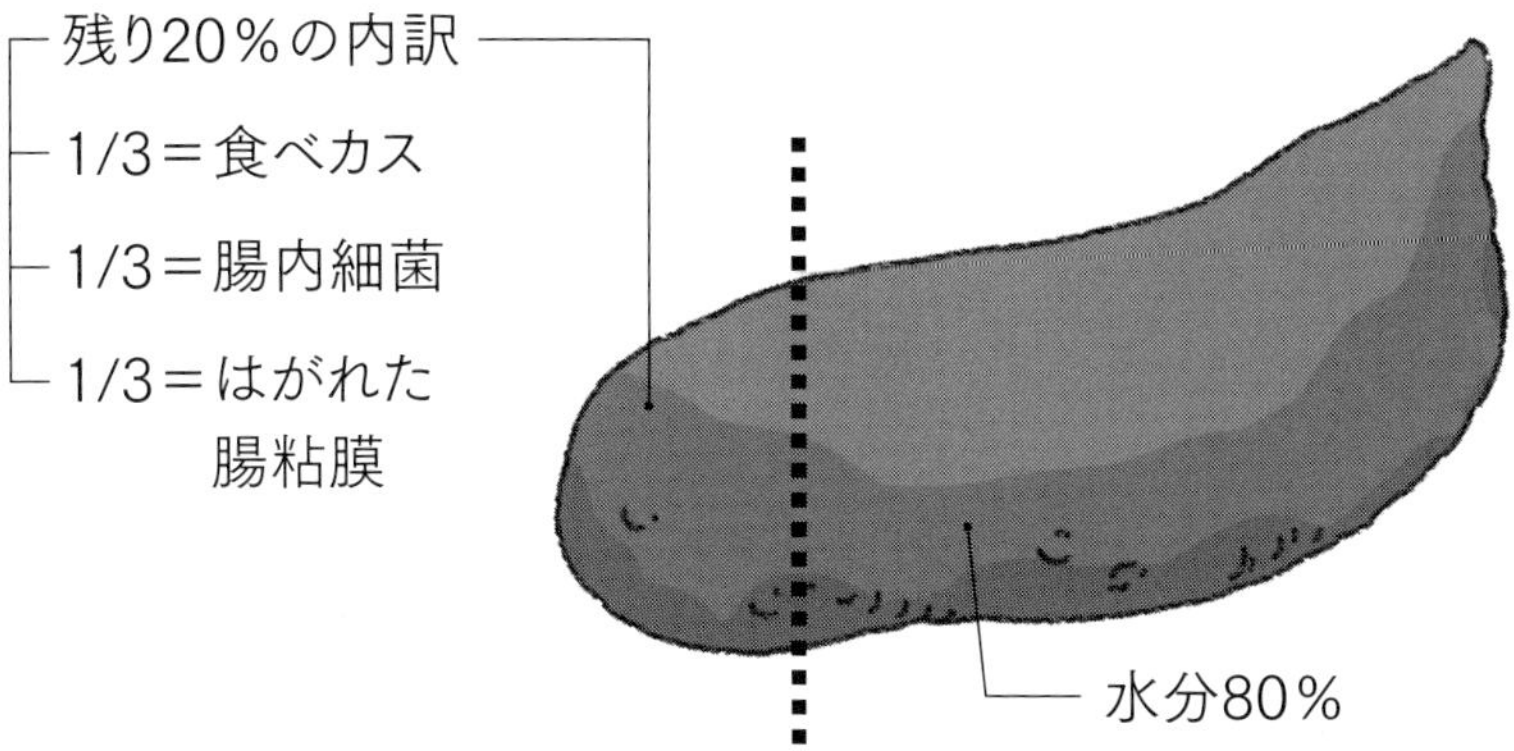

1年の日本人の平均が1日3gなのに対し、1955年には10gもあったのです。

なぜ食物繊維を摂ると、「出せる腸」になるのでしょうか。

それは、食物繊維が便を「増やす＋排出する」働きをするからです。

上の図を見てみましょう。健康な人の便は、80%が水分で、残り20%の内訳は「食べカス」「腸内細菌」「はがれた腸粘膜」が3分の1ずつ、となっています。

腸の中のものを便として出すためには、「水分」が不可欠です。加えて、「食べカス」になる食物繊維も欠かせないのです。

食物繊維には、水溶性食物繊維と不溶性食物繊維があります。

このうち、便の「かさ増し役」になるのが不溶性食物繊維です。水に溶けることなく、水分を吸収することで数倍に膨れ上がり、蠕動運動を促します。また、有害物質を排出する働きもあり、大腸がんの予防にも適しています。多く含まれる食材は、さつまいもやじゃがいも、葉野菜、キノコ類、豆類、玄米など。

ただし、ここで間違いやすいポイントがあります。不溶性食物繊維だけを摂っても、「出せる腸」にはならないのです。

「便秘気味だから、玄米をせっせと食べています！」「とにかくおかずにキノコを増やしています！」という方がときどきいますが、便の体積が増えるだけで出すことができず、かえって便秘が悪化する恐れもあります。

そこで、水溶性食物繊維の登場です。

水に溶けてゲル状になり、腸にこびりついた汚れを落としてくれる上に、善玉菌のエサにもなります。血糖値の急上昇を抑える働きもあり、ダイエット食材としても優秀です。

便秘の人や、硬いコロコロ便の人が摂るべきは、こちらの水溶性食物繊維。現代人は水溶性食物繊維の摂取が不足気味だと言われているので、ぜひ増やしたいところです。

多く含まれる食材は、ワカメやひじき、寒天などの海藻類や、アボカド、長芋や里芋など。そのほか、モロヘイヤやなめこ、オクラなどの「ネバネバ食材」も水溶性食物繊維の宝庫です。毎食のメニューに、できるかぎり取り入れましょう。

不溶性食物繊維と水溶性食物繊維を上手に組み合わせると、かさ増しと排出がスムーズに行われます。また、水分もこまめに摂ることが大事です。便の体積を増やすにもなめらかに出すにも、水分があってこそだからです。

この「出す」ステップが万全な状態で、腸ストレッチと腸もみを実践すれば、昔の人のように「1日3回のお通じ」になることは決して難しくありません。

「1日3回も『大』をする時間なんてない！」と思われたでしょうか？

それは、今の腸に出す力が不足しているせいで、排便は時間がかかるものだと思っているせいでしょう。出せる腸になると、トイレの中で「頑張る」必要がなくなります。何分も粘ったりすることなしに、即座にストンと出せます。

なお、言うまでもなくこの3回は「下痢でトイレ通い」をするのとも違います。痛みも不快感もなく、健康な便がスルリと出る快感を、ぜひ体験してください。

STEP3「入れる」

●年齢とともに減る善玉菌を、発酵食品で補おう

3ステップ目の「入れる」は、腸内に「生きた菌」を植え付けるステップです。「プロバイオティクス」というキーワードをご存知でしょうか。ヨーグルトのCMなどで、最近よく耳にする、という方もいるでしょう。プロバイオティクスとは、体内に取り込むことで健康上有益だとされる「生きた微生物」です。

その代表格が乳酸菌。乳酸菌のひとつであるビフィズス菌は人間の腸内にも生息する善玉菌ですが、年齢を重ねるにつれて、その量が減っていきます。

ほかの善玉菌も、加齢とともに減りやすく、「善玉菌：悪玉菌：日和見菌＝2：1：7」の比率が崩れ始めます。

それを補うために、「発酵食品」を摂って乳酸菌を取り込みましょう。

乳酸菌には、植物性と動物性のものがあります。

動物性乳酸菌は、チーズやヨーグルト、生ハムなどに含まれます。腸に刺激を与えて蠕動運動を促してくれますが、胃酸や熱に弱く、「生きて腸まで届かない」のが弱点です。また、摂りすぎると下痢を起こすこともあります。日本人の腸は、動物性乳酸菌を消化できないことがしばしばあるのです。

その点では、日本古来の「ぬか漬け」などに含まれる、植物性乳酸菌のほうがより「有利」でしょう。ぬか漬けのほか、納豆、ピクルス、麹《こうじ》、甘酒、酒かすなどに含まれる植物性乳酸菌は、生きて腸まで届く率が動物性のなんと10倍。胃酸にも負けない、タフな菌なのです。

ただし、外から摂取する菌は全般に、腸内に定着しづらい傾向にあります。生きて届いてもすぐ排出されてしまう事態を防ぐには、さまざまな発酵食品を継続的に摂ることが必要です。繰り返し摂取するうち、腸にいる「先輩」の腸内細菌たちと知り合いになれて、仲間に入れてもらえるのです。

なお、発酵食品は夜に食べることをおすすめします。夜は副交感神経が優位になり、腸が活発に働くので、効率よく取り込むことができます。

STEP4 「育てる」

●善玉菌を増殖させるには、オリゴ糖が不可欠

STEP3で「植え付け」ができたら、次はそれらを腸内の善玉菌として育てるステップに入ります。

ここで大いに働いてもらいたいのが、「プレバイオティクス」です。まぎらわしい名前ですが、58ページに出てきた「プロバイオティクス」とは別物です。プロバイオティクスは生きたまま腸に届く菌のこと、それに対してプレバイオティクスは、善玉菌のエサになってくれる食品成分のことです。消化酵素で早々と分解されてしまうことなく、大腸まで届いてくれる頼もしい味方です。

プレバイオティクスの代表格は、食物繊維とオリゴ糖です。両者とも酸に強く、胃酸で溶けたりせずに腸に届き、自ら善玉菌のエサになってくれます。そうして善玉菌

の増殖を促すほか、悪玉菌の増殖を抑制し、腸内環境を整える作用も持っています。オリゴ糖にはさまざまな種類があります。グルコースを構成糖とする「イソマルトオリゴ糖」は、みそ、しょうゆ、清酒、はちみつなどに多く含まれます。「大豆オリゴ糖」はその名の通り、きな粉や豆乳など大豆製品に含まれます。「フラクトオリゴ糖」はニンニクや玉ねぎ、ごぼう、バナナ、アスパラガスに豊富です。「キシロオリゴ糖」はたけのこ、とうもろこしに含まれます。キャベツやアスパラガスに含まれる「ラフィノース」、大豆やサトウキビに含まれる「ラクトオリゴ糖」、そして、ビフィズス菌の増殖を促すものの、大人が摂取する機会はまずないのが「ガラクトオリゴ糖」です。これは母乳の一成分で、赤ちゃんの腸内環境を整えます。

善玉菌を育てるには、オリゴ糖は欠かせません。食物繊維と併せて、毎食でも摂りましょう。ここで登場した食品のラインアップを見ておわかりの通り、昔ながらの「和食メニュー」なら、自然に摂取できます。市販の甘味料として売られているオリゴ糖を使うときには、添加物が入っていないかをチェックするのを忘れないでください。

STEP5「キープする」

●腸を支える「インナーマッスル」を鍛えよう

STEP4で、食生活の改善は完了です。最後のSTEP5は、腸がずり落ちないように「キープする」ステップ。腸の周りにある筋肉を鍛えましょう。

前章でも紹介した通り、腸の周りには、上部に横隔膜、両サイドに腹横筋、底部に骨盤底筋群、そして背部から下半身にかけて、腸腰筋があります。いずれも体の深部にあるインナーマッスルです。インナーマッスルを強くするには、日常の動作の中で「使う機会を増やす」ことが有効です。

現代人は座っている時間が長いため、呼吸が浅くなりがちです。すると横隔膜の動きが鈍り、腹圧がゆるんで腸も落ちやすくなります。

ですから、外にいるときも機会を見つけて深呼吸を。その際は、吸うよりも「吐く」に集中しましょう。息を最後まで吐き切る感覚でゆっくり吐くと、副交感神経がONになります。就寝直前にゆっくりと深く呼吸するのもおすすめ。眠りが深くなって、腸も存分に働くことができます。

一方、腸腰筋を強くするなら、姿勢を整えることが大切です。

ポイントは骨盤です。前に傾きすぎた猫背の姿勢でも、後ろに傾きすぎた反り腰でもなく、まっすぐ立った状態を保つと、腸腰筋がしっかり働きます。

そのコツは、お腹とお尻を引っ込めること。すると自然に骨盤が立ちます。そして、上から1本の糸で吊られているようなイメージで、上半身を真上に伸ばしましょう。

歩くときにこの姿勢を保ち続けると、20分ほどで腸が動き始めます。

これらの動作を生活に取り入れつつ、本格的なアプローチも行いましょう。それが、PART3で紹介する「腸ストレッチ」です。

腸ストレッチでは筋肉を動かして間接的に腸を刺激し、腸もみでは、指で直接腸を動かします。この両輪で、腸をぐんぐん上げていきましょう。

5つのステップで準備ができたらあとは実践あるのみです！

コラム

「腸活」の効果はどのくらいで出る?

腸のための5つのステップと、腸ストレッチ&腸もみをした場合、「理想の腸」になるまでに、どのくらいの時間がかかるのでしょうか。

これは本当に個人差がありますが、早い人は1週間です。大半の人は、3か月以内には何かしらの変化を感じます。これは、腸内環境が入れ替わるタイミングが影響しています。入れ替えにかかる期間も、1週間〜3か月と言われているのです。

ちなみに、ヨーグルトについて「2週間続けて食べましょう」と言われるのも、この期間を意識してのことです。ヨーグルトの乳酸菌と、自分の腸内細菌との相性が良いかがだいたいわかる「お試し期間」というわけです。

入れ替わりの個人差は、もともとの腸内環境によって違ってきます。腸内環境は長年の生活習慣の蓄積でもあるので、悪い状態が長かった人は入れ替わりにも時間がかかるでしょう。とはいえ変化し始めれば、その振り幅が大きいぶん喜びもひとしおです。体形もお肌も、体調もメンタルも、生まれ変わったかのように変身できます。

PART 3

腸を引き上げ
内臓を整える
腸ストレッチ＆腸もみ

下がり腸のほかにも、冷え、むくみ、ガス溜まりなど、腸にはいくつものトラブルがあります。あなたの腸のタイプと、それに適した対策を知りましょう。

複数のタイプにチェックがついたら、対策もその数だけとることが必要です。

むくみ腸	冷え腸	下がり腸
（全身がむくみやすいタイプ）	（疲労しやすいタイプ）	（下半身太りタイプ）
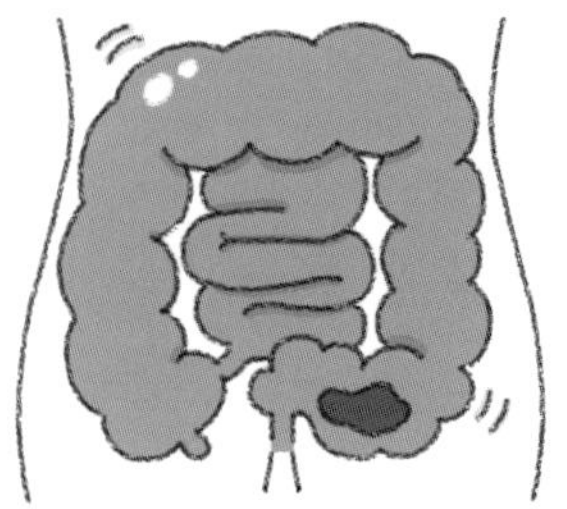	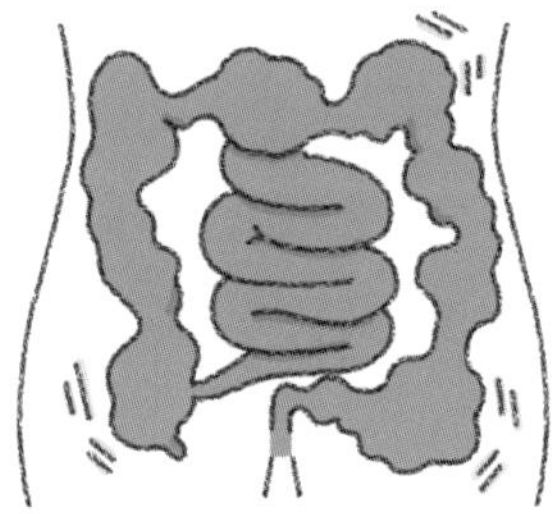	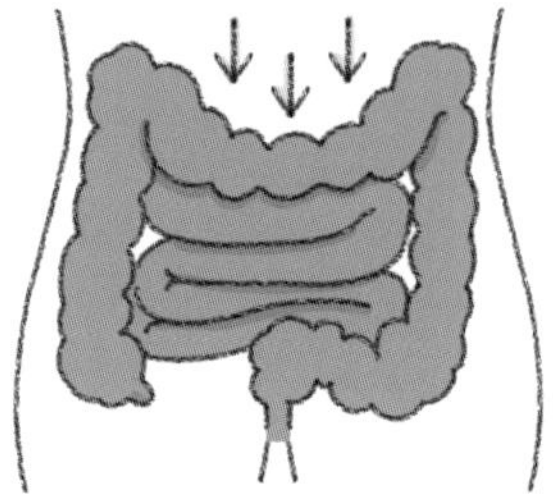
□手足は細いのにお腹は出ている □座り姿勢が多い □猫背である □体をねじる機会が少ない □塩辛いものが好き	□呼吸が浅い □背中を丸めると痛みや違和感がある □お腹を触ると冷たい □腰やお尻の上が冷たい □冷たいものが好き	□下腹がぽっこり □つい足を組みたくなる □食べるとおへその上が出る □立っているとお腹が出ている姿勢になる □体幹が弱いと感じる
塩分や白砂糖の摂りすぎや、水分摂取のアンバランスが腸のむくみを招きます。水溶性食物繊維を多く摂ることが大切。お腹をひねる動作も効果あり。	腸が冷えている状態です。冷たい飲み物、カフェインやアルコールは控えめに。食事は、温かいものから先に食べるのがおすすめ。	典型的な下がり腸。食品添加物の摂りすぎ、水分・食物繊維の不足に注意し、前章の「5STEP」で改善しましょう。

あなたの腸のタイプは？

ストレス腸	ガス腸	溜まり腸
（神経過敏タイプ）	（上半身太りタイプ）	（お腹・お尻太りタイプ）
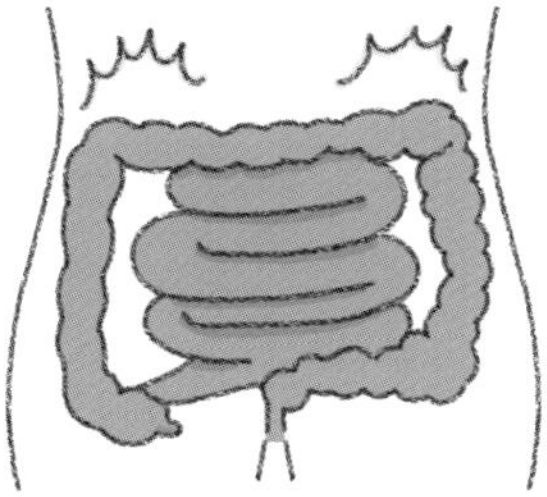	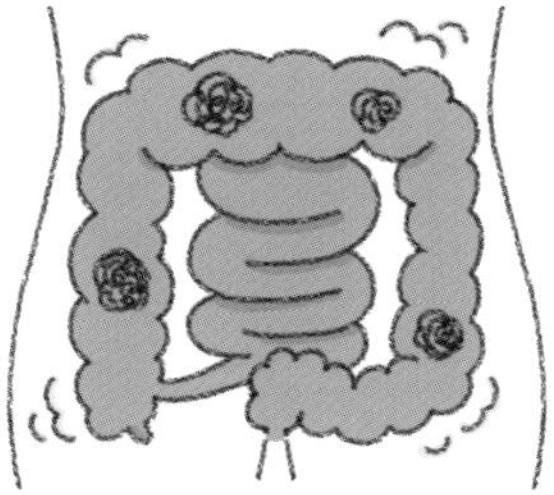	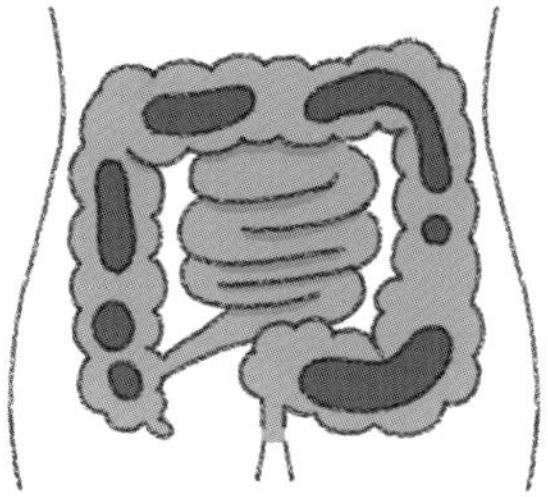
□常にスマホをいじっている □リラックスする時間が少ない □眠りが浅い □生活が不規則 □鼻ではなく口で呼吸しがち	□運動不足気味 □お腹が張りやすい □おならを我慢することが多い □炭酸水が好き □夕食の時間が遅い	□3日以上の便秘経験あり □トイレを我慢することが多い □階段を上る機会が少ない □ハイヒールを履く機会が多い □水分をあまり摂らない
自律神経が乱れやすいタイプ。香辛料・カフェイン・アルコールなど刺激の強いものを避け、オリゴ糖と食物繊維の摂取を増やすことが大事。	早食い傾向や、スナック菓子などが好きな人に多いタイプ。発酵食品や乳製品、水分などの摂取を心がけたいところ。	食品添加物の摂りすぎや、食物繊維不足に注意。食物繊維を摂っていても便秘気味なら、不溶性食物繊維を摂りすぎている可能性あり。水分をこまめに摂ることも心がけて。

「腸ストレッチ」と「腸もみ」を組み合わせましょう

「腸ストレッチ」とは?

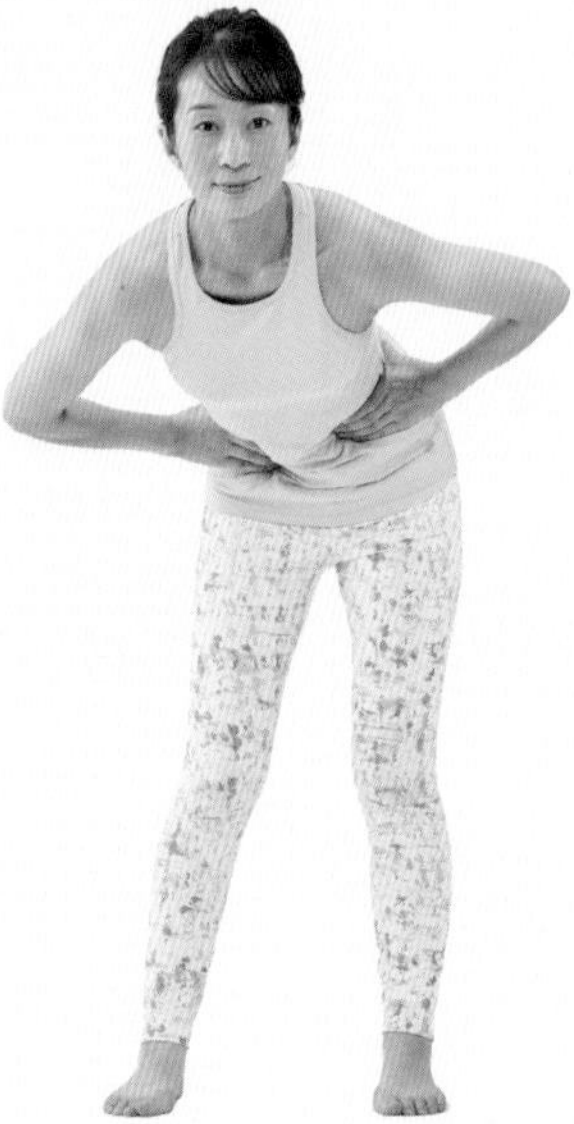

腸の周りのインナーマッスルに刺激を与え、間接的に腸を動かします。腸の周りの筋肉が鍛えられ、腸が上がります。メンタルの影響を受けやすい小腸の緊張をほぐし、硬くなったお腹を柔らかくする効果も。

「腸もみ」とは?

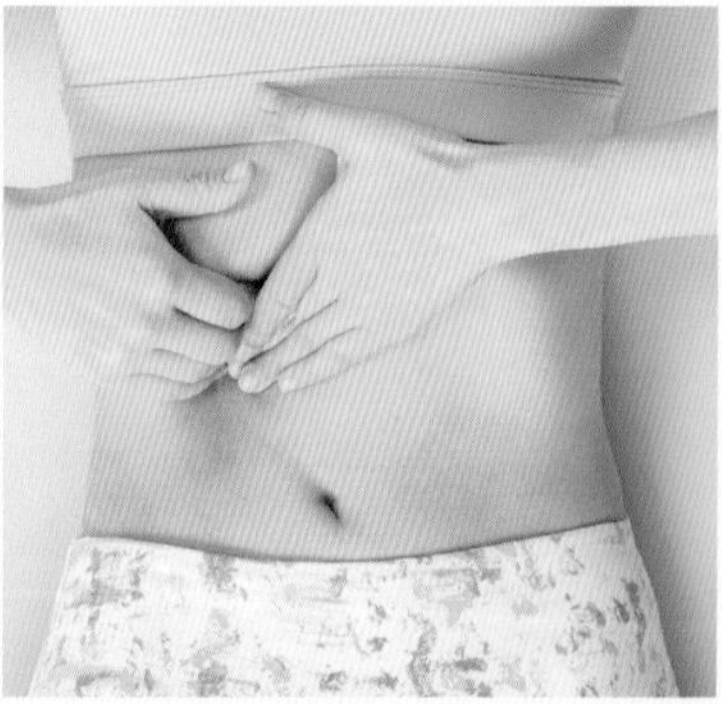

指を使って、腸を直接マッサージします。小腸の汚れを落とすのに効果的。30分以上行うと蠕動運動が促され、老廃物を含んだ黒っぽい便が出ることも。

毎日行いたい動き

基本の「腸ストレッチ」①〜⑦と「腸もみ」⑧〜⑬

腸のタイプに合わせてプラスしたい動き

下がり腸のストレッチ → P94
冷え腸のストレッチ → P96
むくみ腸のストレッチ → P98
溜まり腸のストレッチ → P100
ガス腸のストレッチ → P102
ストレス腸のストレッチ → P104

なかなか便が出ないときの腸ストレッチ

おすもうスクワット→ P107
ひねり足上げ→ P109

1 胸式呼吸

胸を大きく膨らませる呼吸法。肋骨についている「肋間筋」を収縮させ、胸郭を広げます。肺活量が増える上に、リフレッシュ効果もあり。

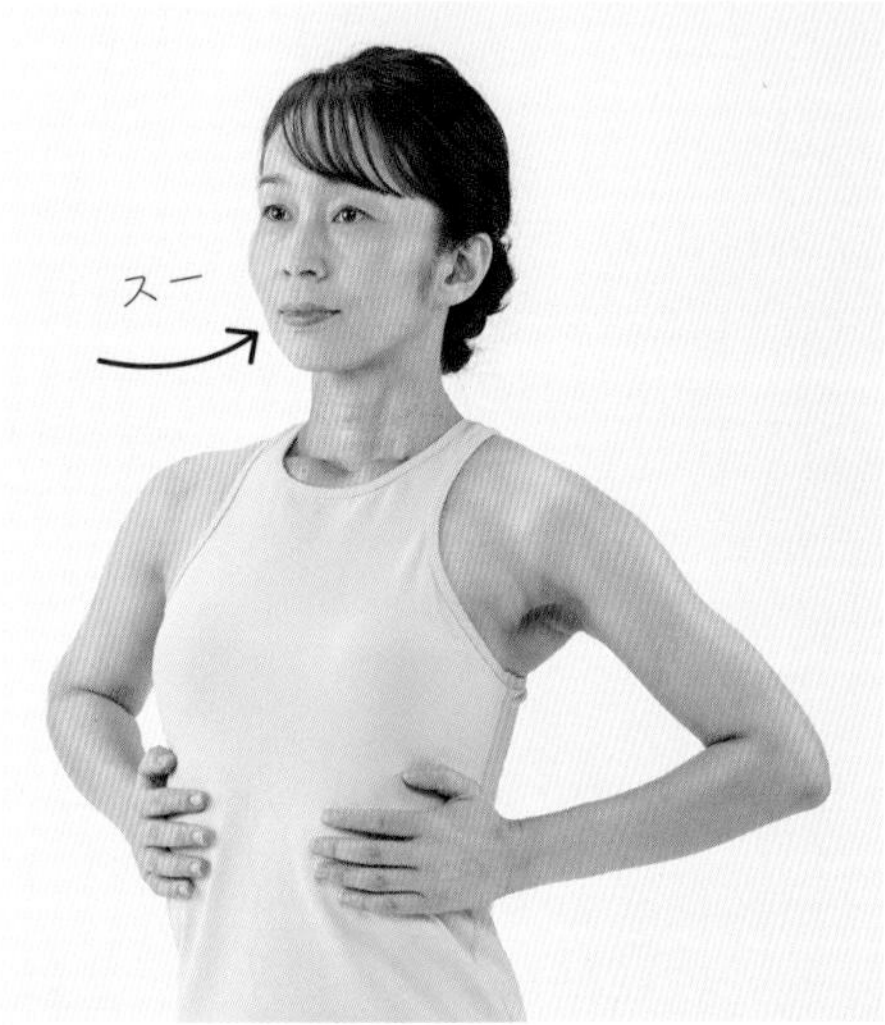

2 肋骨を押して息を吐く

両手で肋骨を押しながら、10秒かけて口から息を吐きます。**1**と**2**を10回繰り返しましょう。

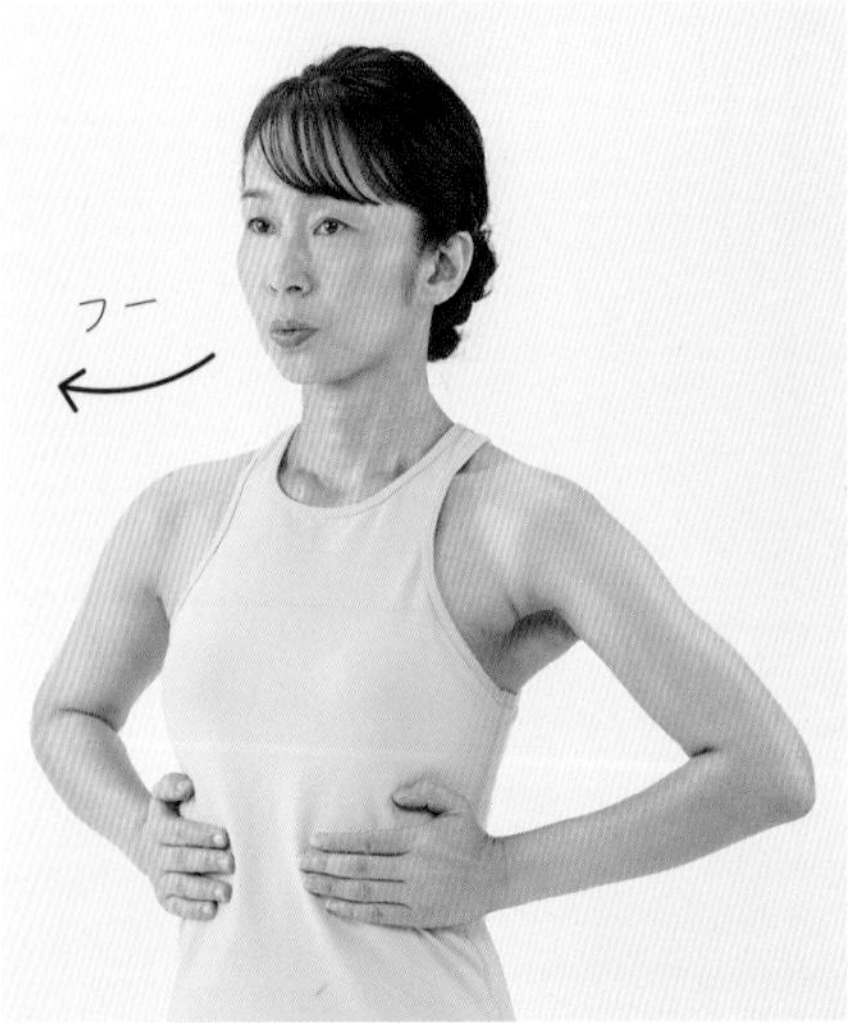

1 胸郭を広げる

両足を肩幅に開いて立ち、両手は肋骨の下に。鼻からスーッと5秒で息を吸って胸郭を膨らませます。

② 腹式呼吸

横隔膜をしっかり上下させて行う、深い呼吸。横隔膜が収縮することでお腹が大きく膨らみます。筋肉の緊張が取れ、リラックス効果も大。

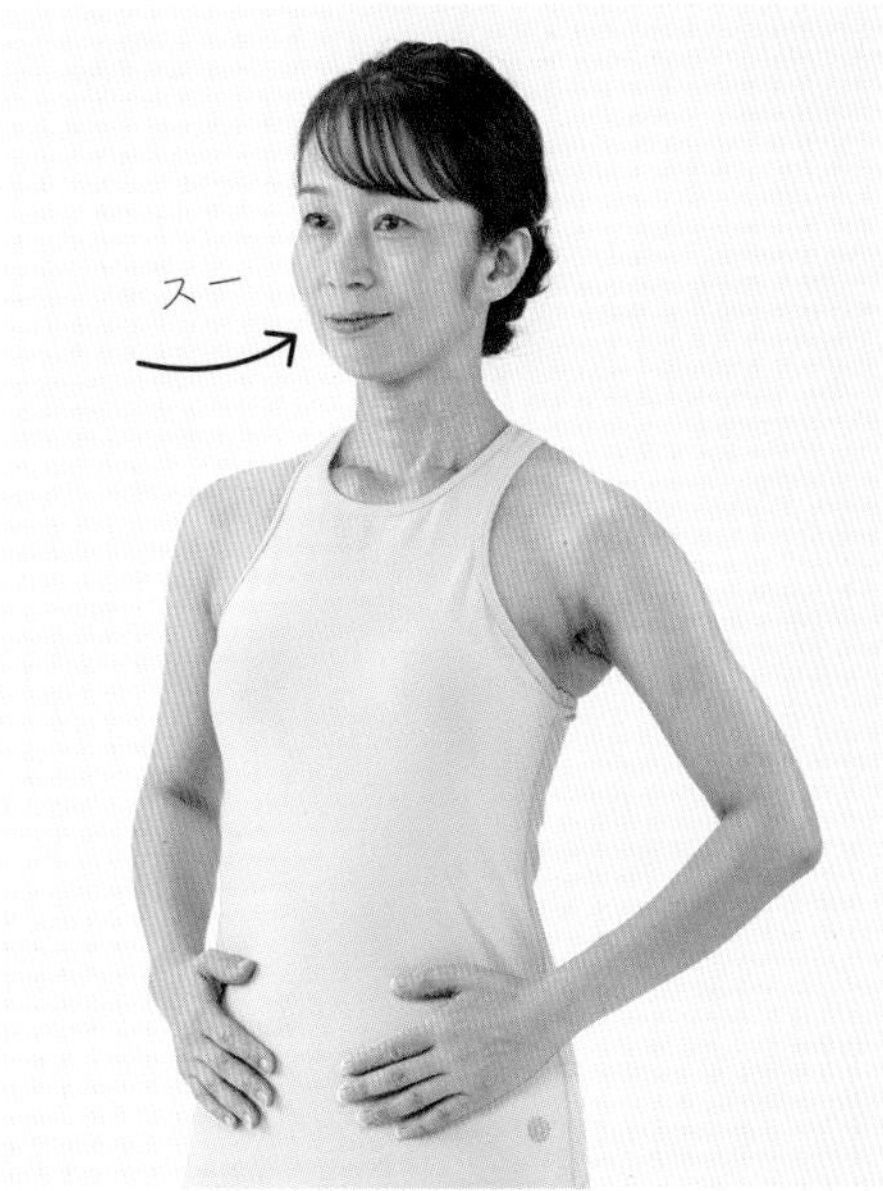

1 お腹を膨らませる

両足を肩幅に開いて立ち、手はお腹の下あたりに。鼻から5秒かけて息を吸い、下腹を膨らませます。

2 お腹をへこませる

10秒かけて、口から息を吐きます。お腹をへこませながら、息を全部吐き切るのがコツ。**1**と**2**を10回繰り返しましょう。

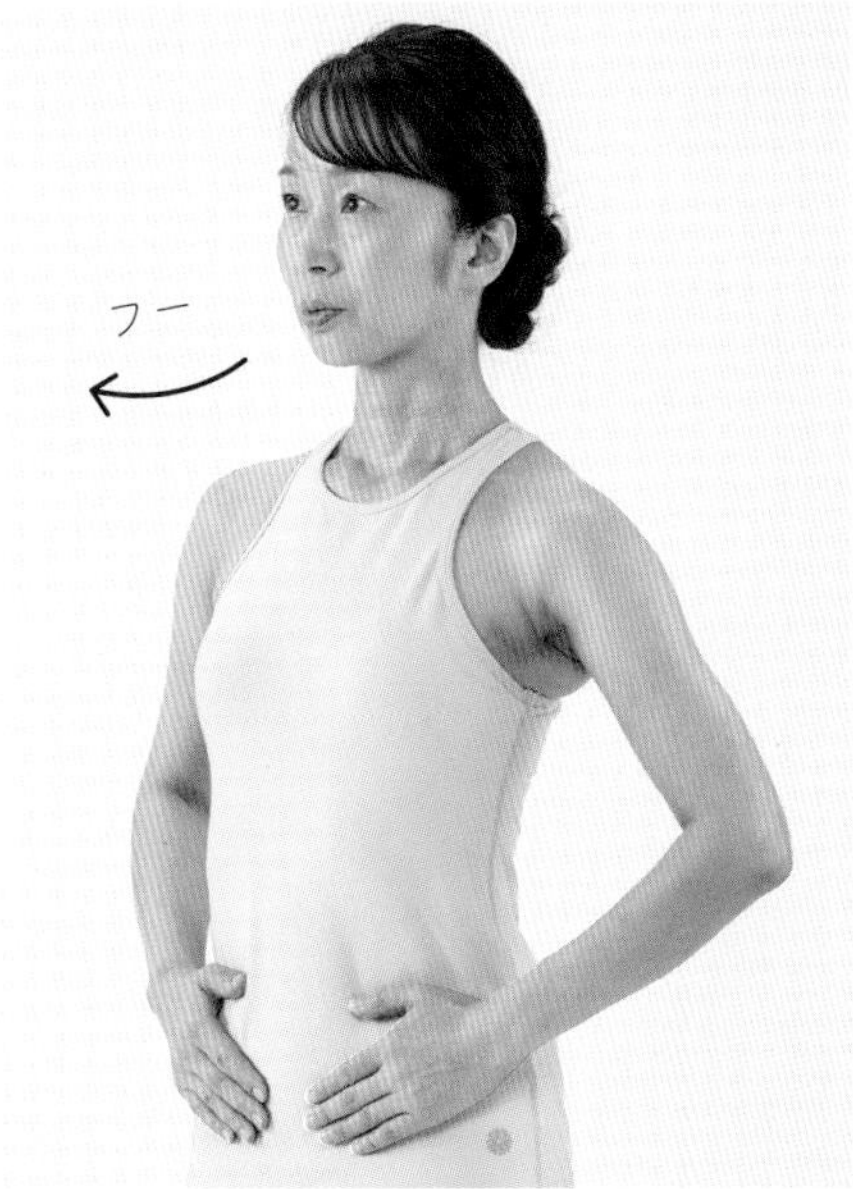

3 胸式＆腹式ストレッチ

胸式と腹式、両方の呼吸を組み合わせることで、腸の位置が整います。血流が良くなり腸の動きもアップ。

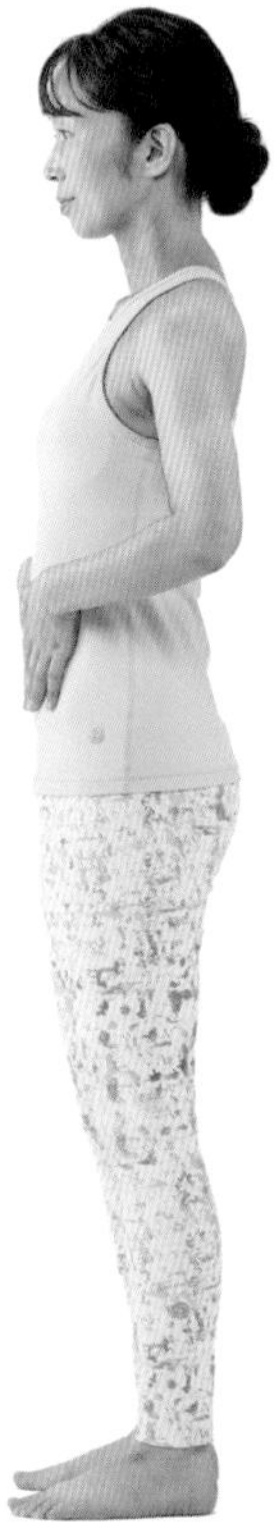

1 息を吸って お腹に溜める

足を肩幅に開いて床を踏みしめ、両手はお腹に当てます。軽めに息を吸い、お腹に息を溜めて膨らませます。

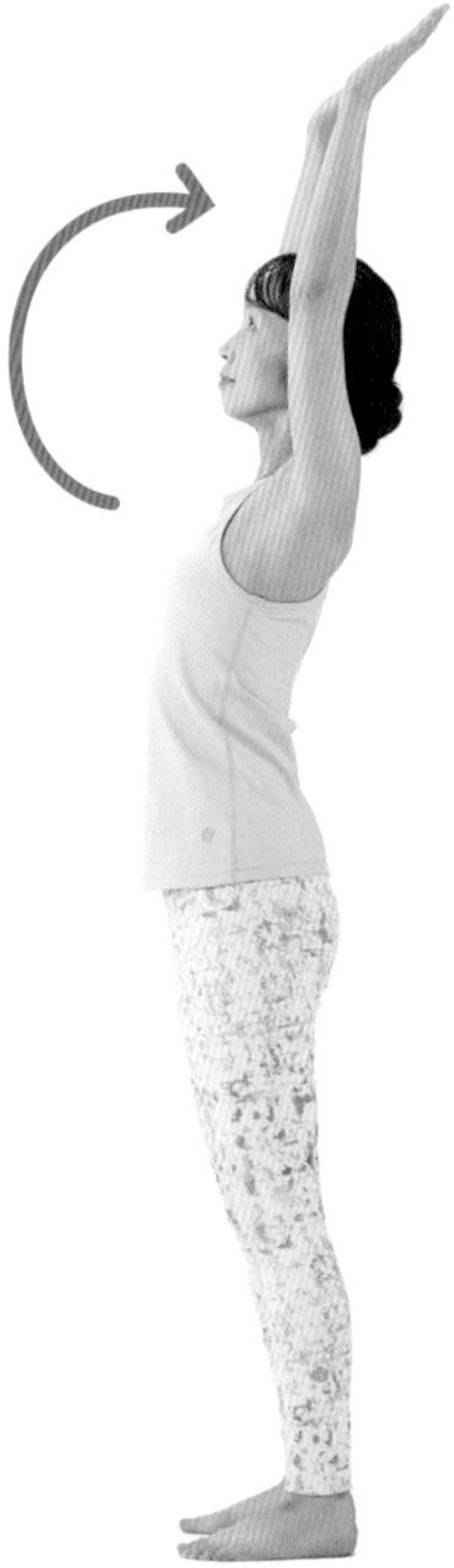

2 息を吸いながら 腕を上げる

そのまま鼻から５秒、息を吸います。両腕をゆっくりと上げながら、お腹から胸へ、膨らみを移動させるイメージで。

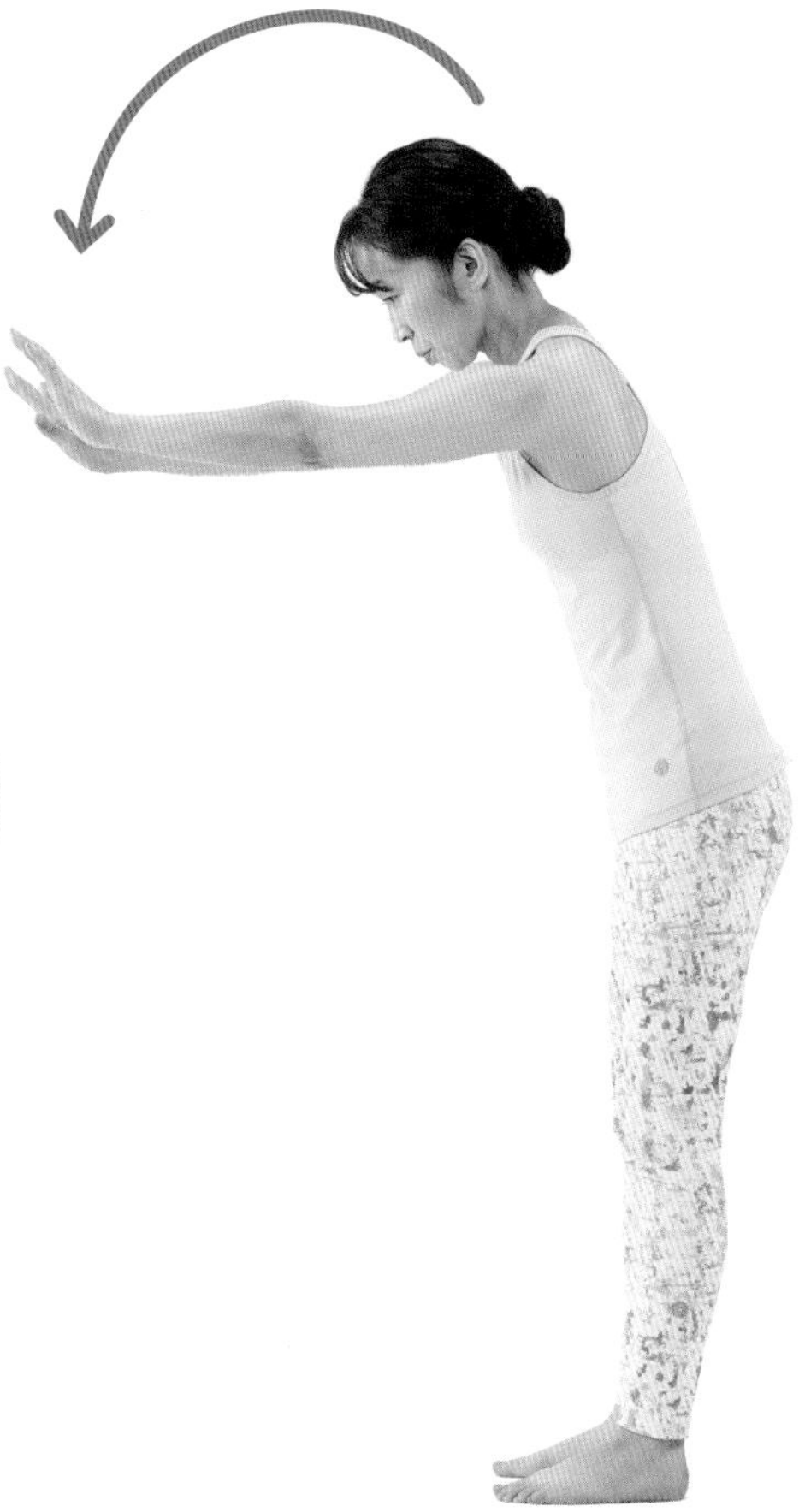

3 息を吐きながら腕を下ろす

両腕をゆっくり下ろしながら、10秒かけて口から息を吐きます。最初は胸から吐き出し、だんだんお腹から吐き出すイメージで。

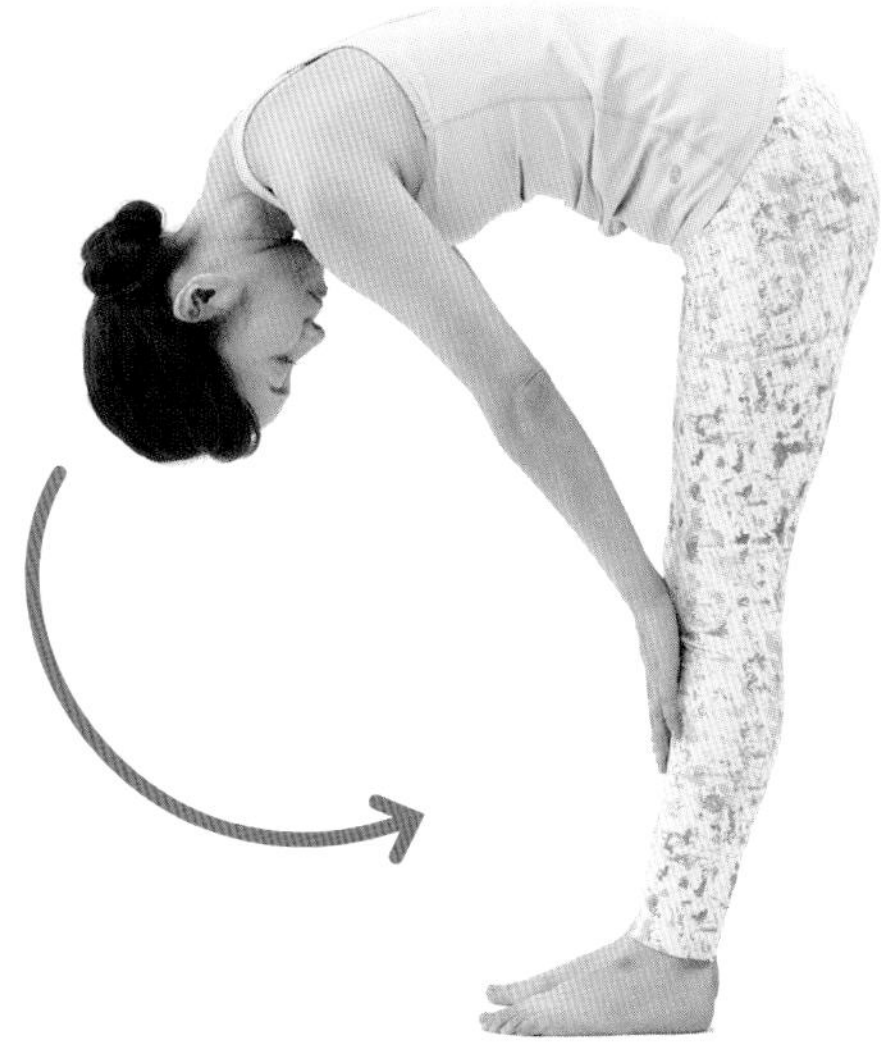

4 体を丸めて息を吐き切る

両手が膝下につくまでおへそをのぞき込むように上体を丸め、息を吐き切ります。**1**～**4**を5回繰り返しましょう。

4 おじぎストレッチ

脇腹をもみながら上体を倒して腸を刺激。お尻の筋肉・大臀筋の緊張を解く効果もあり。

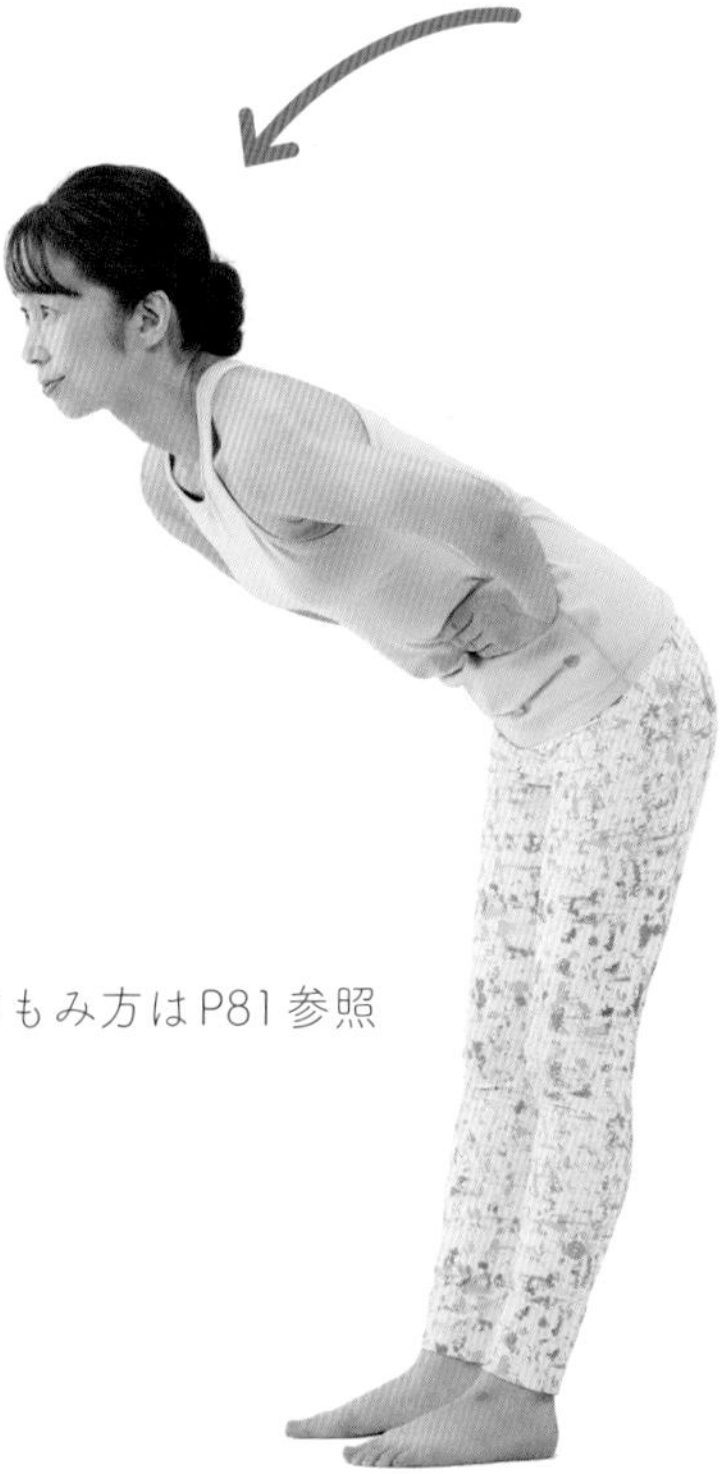

※もみ方はP81参照

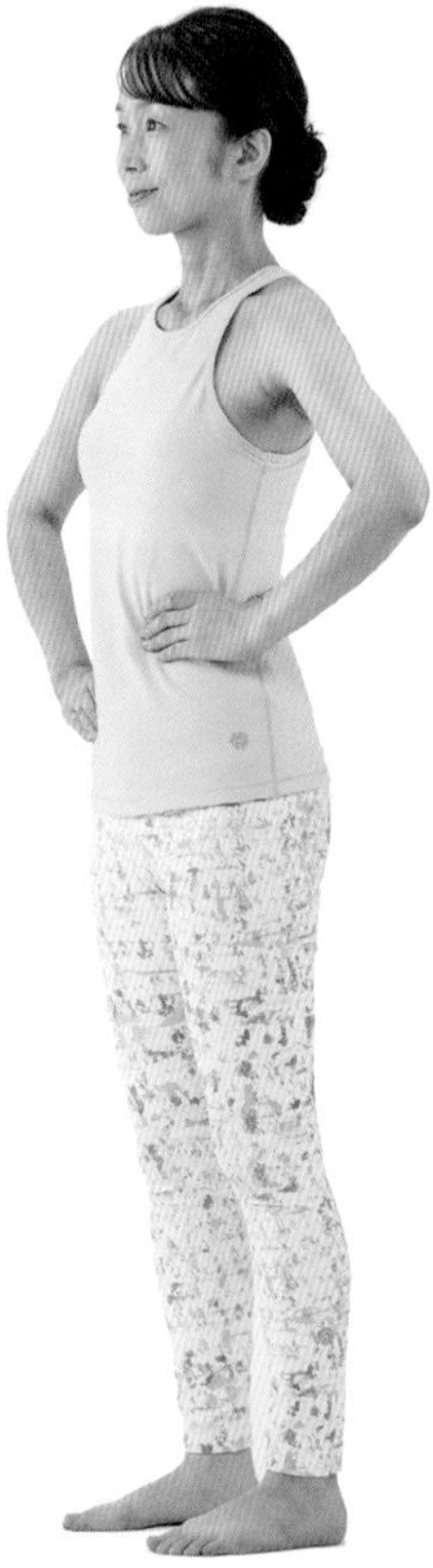

1 右手は腸骨の上、左手は肋骨の下へ

両足を肩幅に開いて立ち、右手は腸骨の上、左手は肋骨の下に当てます。

2 脇腹をもみながら上半身を前へ

両手で脇腹をもみながら、上半身を前へ10秒倒します。右手の位置はそのまま、左手だけ下に向かってスライドしていきます。

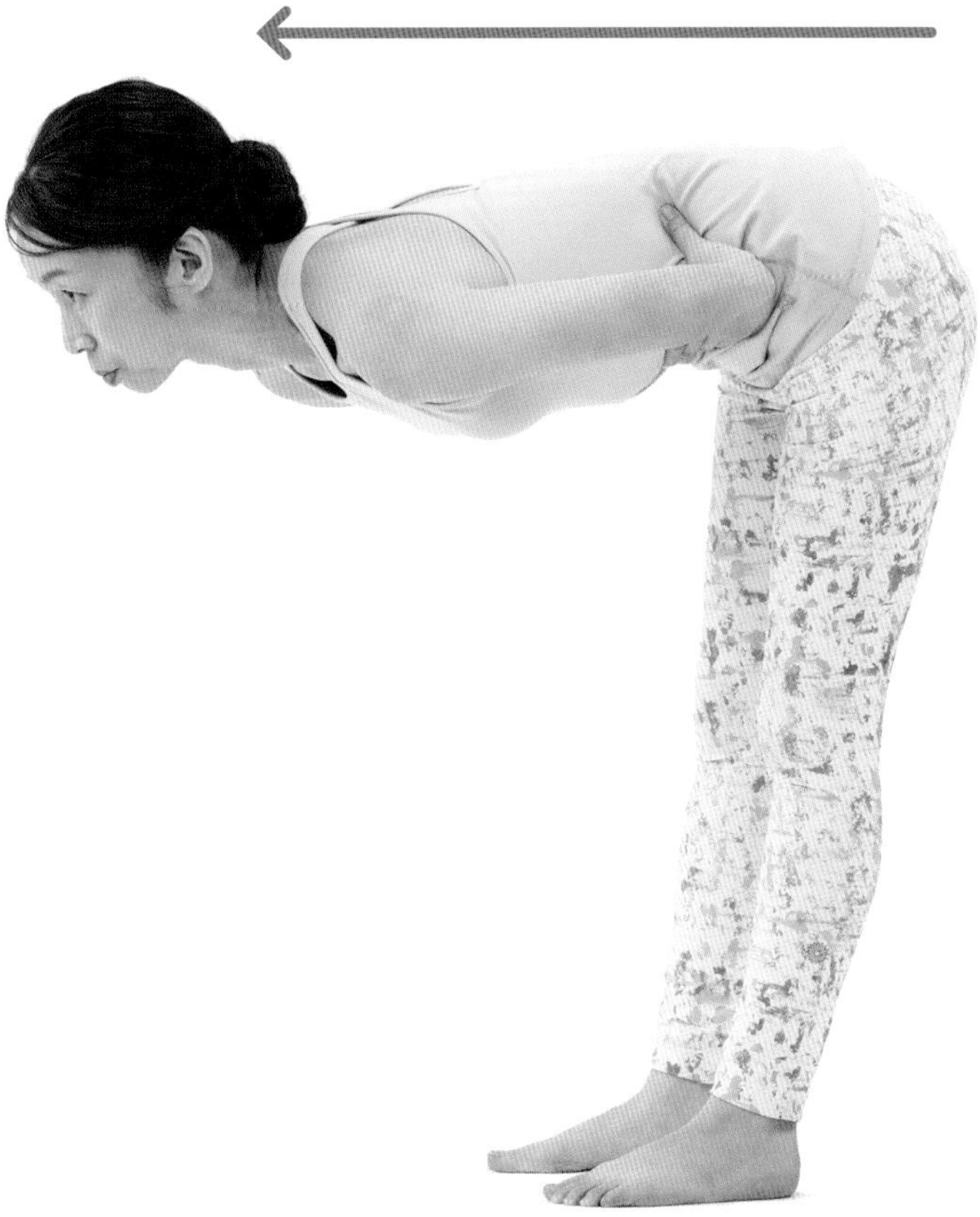

3 床と平行になるまで倒す

上半身が床と平行になるまで倒し、頭を上げます。このとき、両手とも腸骨の位置にくるようにしましょう。**1〜3**を10回繰り返します。

5 ぐるぐる腰回し

右の腸骨上と、左の肋骨下は詰まりやすいポイント。両手でここをつかみながら腰を回し、腸に刺激を送りましょう。

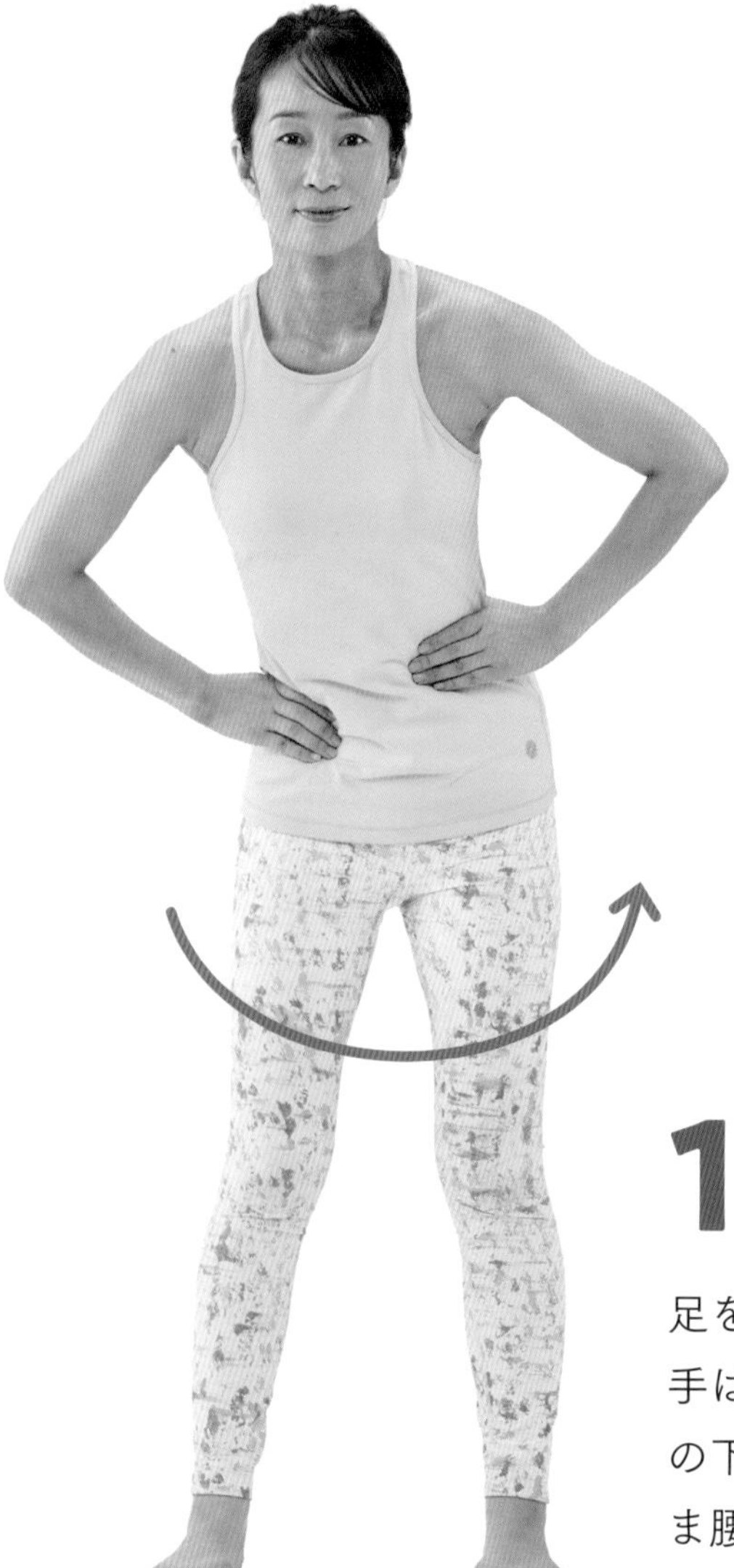

1 互い違いにつかんで腰をぐるぐる

足を肩幅に開いて立ち、右手は腸骨の上、左手は肋骨の下をつかみます。そのまま腰をゆっくり、5回ほど回しましょう。

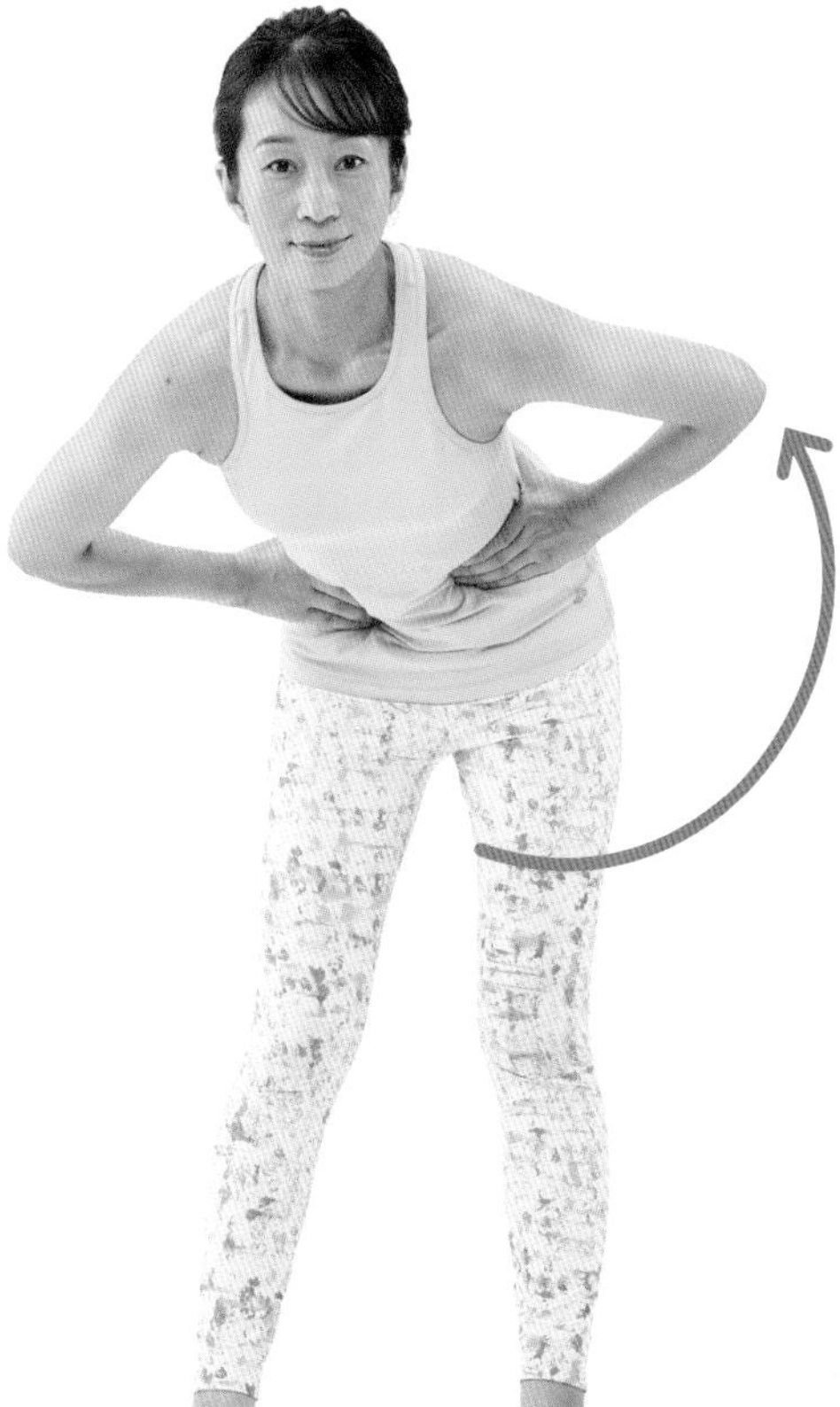

2 上体を倒して回す

上体を倒してお腹に圧を加え、同様に5回ぐるぐる。脇腹に力を入れ、肛門は締めて。

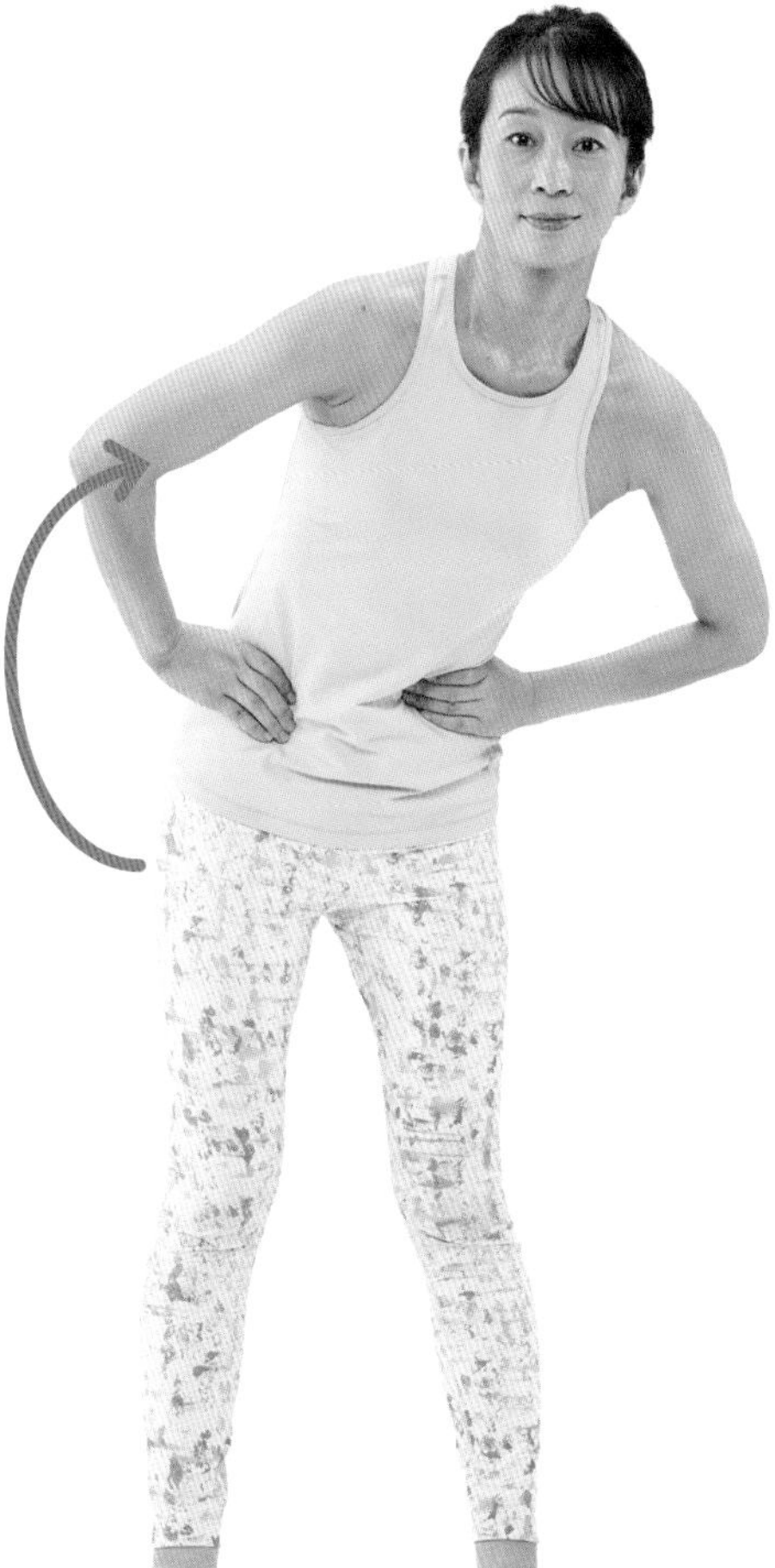

3 反対回りも同様に

手の位置はそのままで、反対方向にも回します。直立で5回、上体を倒して5回回しましょう。

⑥ 腸もみのための腹式呼吸

腸もみをしていると眠くなることがよくあるので、寝た状態で行うのがベター。71ページで行った腹式呼吸を、今度は仰向けになって行いましょう。

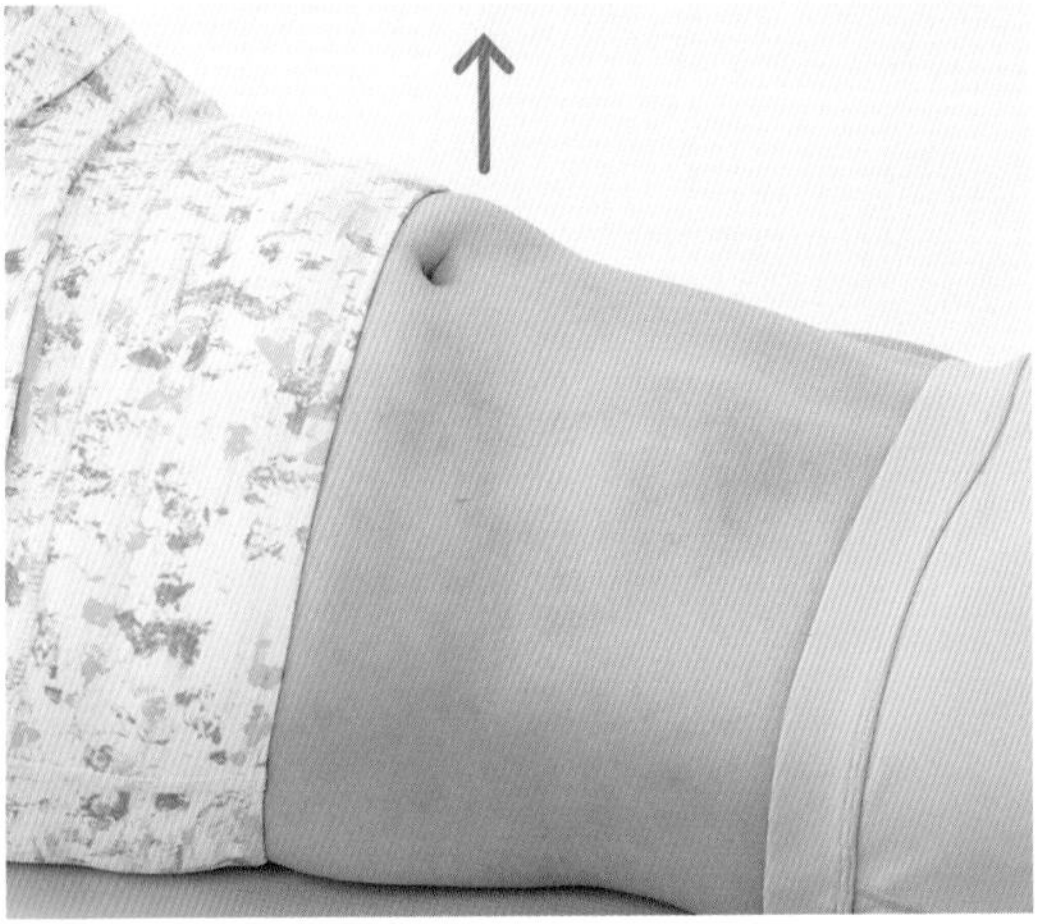

1 息を吸って、お腹を膨らませる

仰向けに寝て、下腹が膨らむよう意識しながら、鼻から5秒かけて息を吸いましょう。

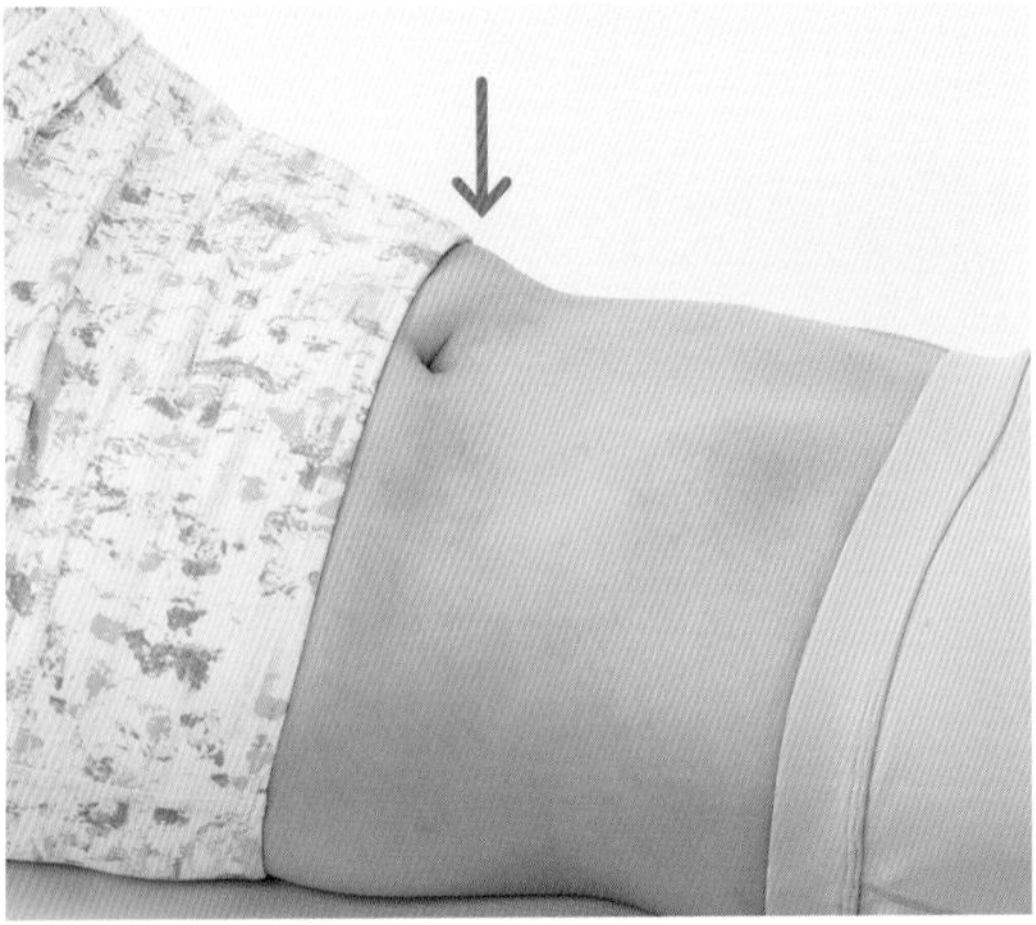

2 息を吐きながらへこませる

お腹をへこませながら、口から10秒かけて息を吐き切ります。**1**と**2**を10回繰り返しましょう。

7 腸上げ

お尻を上げ、手と重力を使って腸を上げましょう。下がり腸に絶大な効果あり！

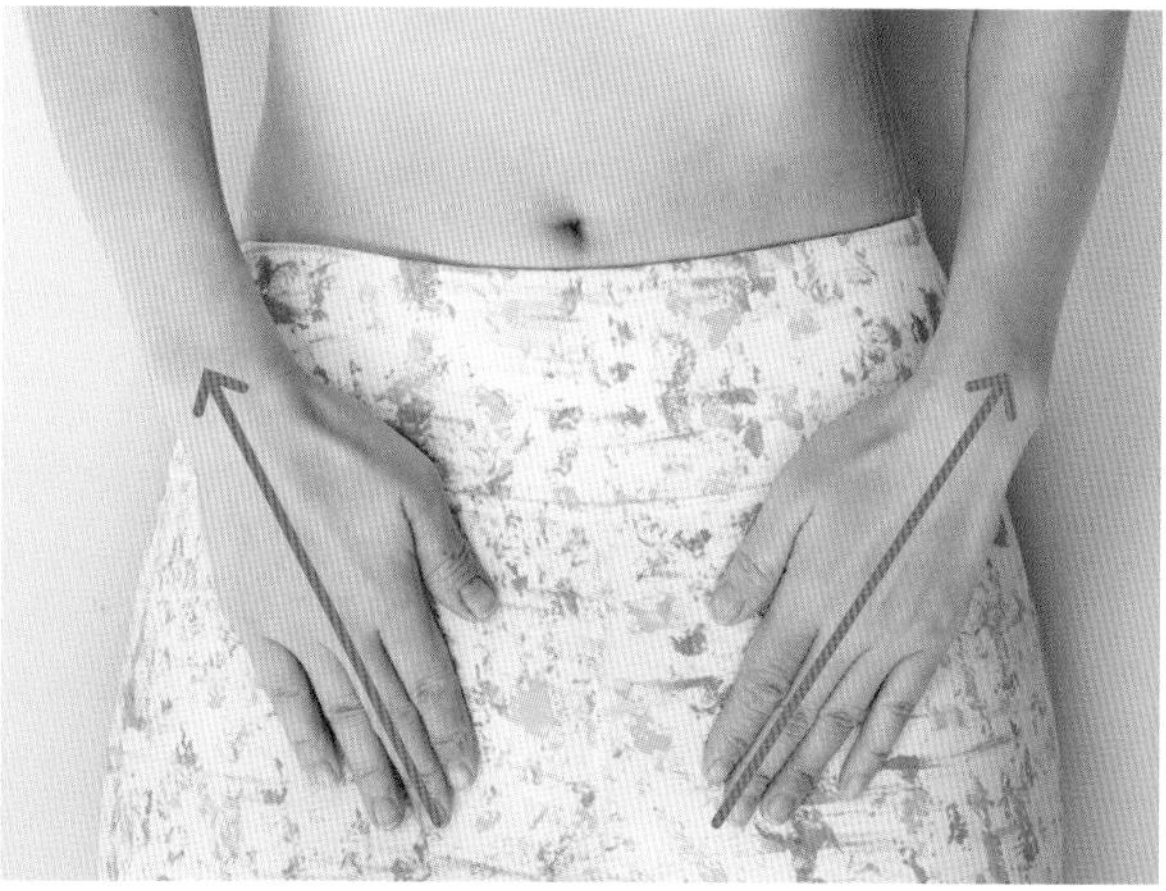

1 Vラインをさする

寝た状態で、鼠径部《そけいぶ》を下から上へと、V字型にゆっくりさすって10秒あたためます。

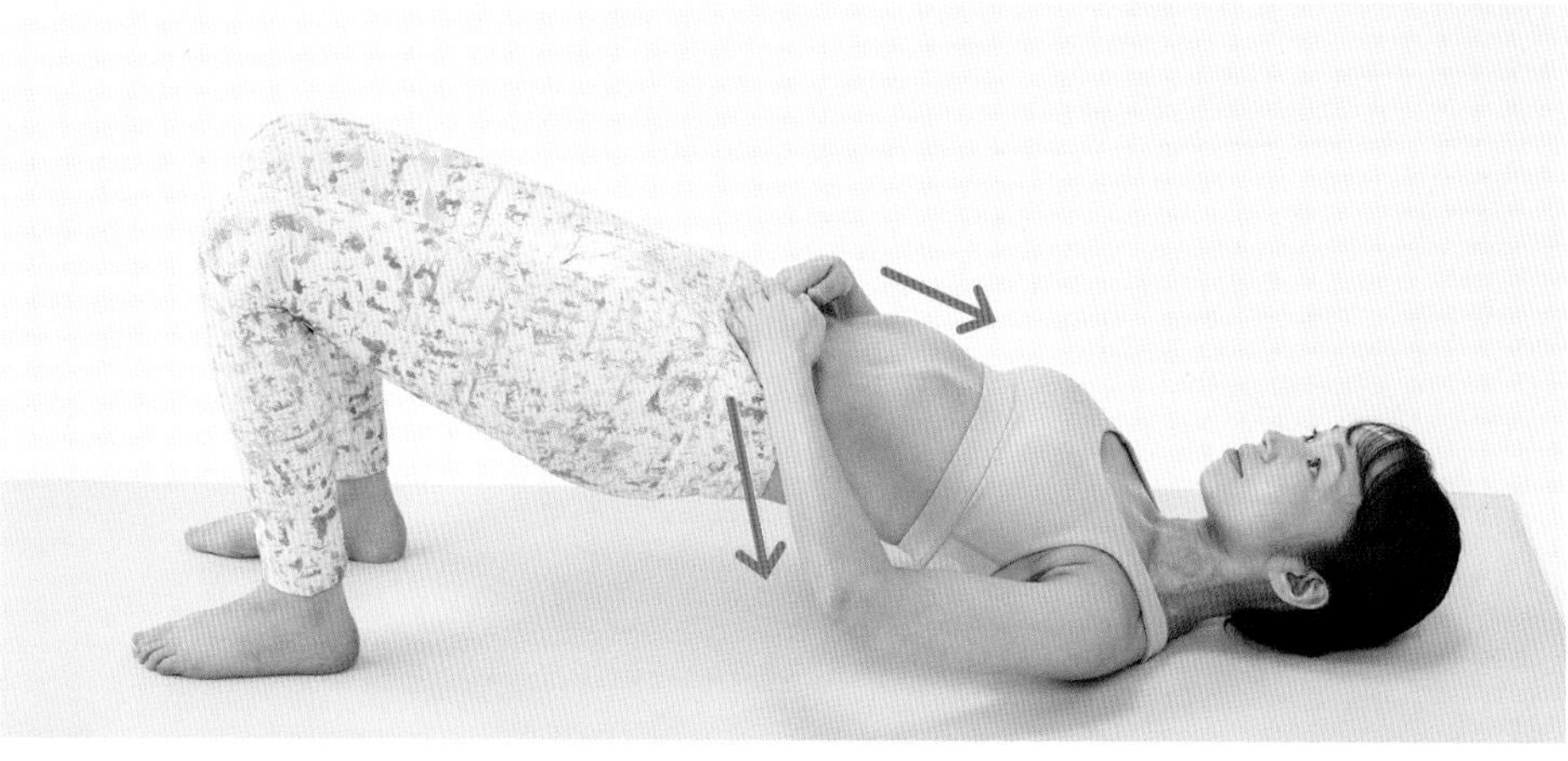

2 小腸を引き上げる

膝を曲げて、お尻を持ち上げます。腸骨の上に両手を添えて上に10秒さすり、下がった小腸をおへそのほうまで引き上げましょう。

腸もみの注意点

腸はとても繊細なので、むやみに刺激を与えると逆効果になります。ソフトに丁寧にもむのが、腸を元気にするコツです。

指の置き方

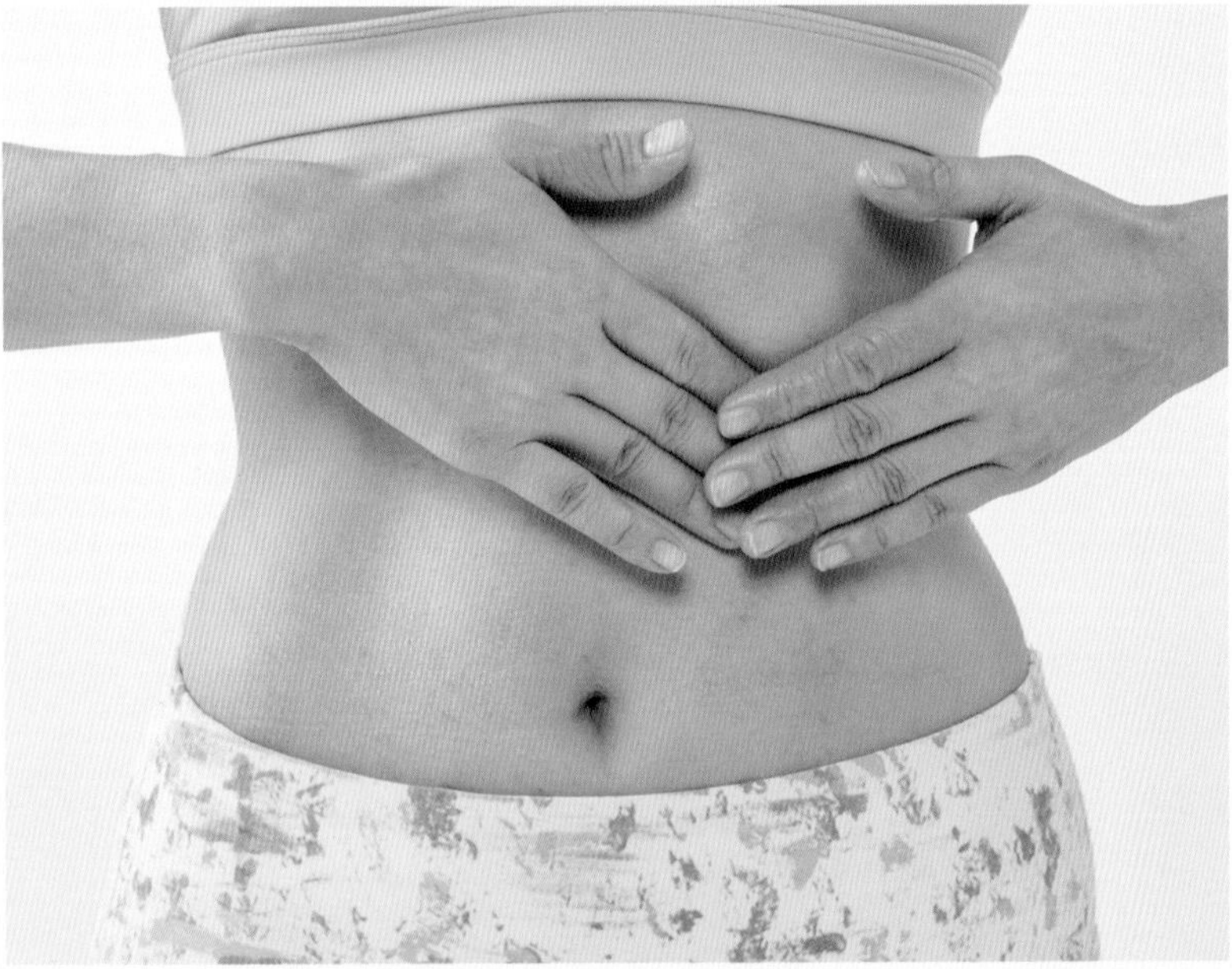

もむときは原則として、両手の指を重ねます。人差し指・中指・薬指の３本を揃えることで押圧の面積が広がり、刺激がソフトになります。

つかみ方

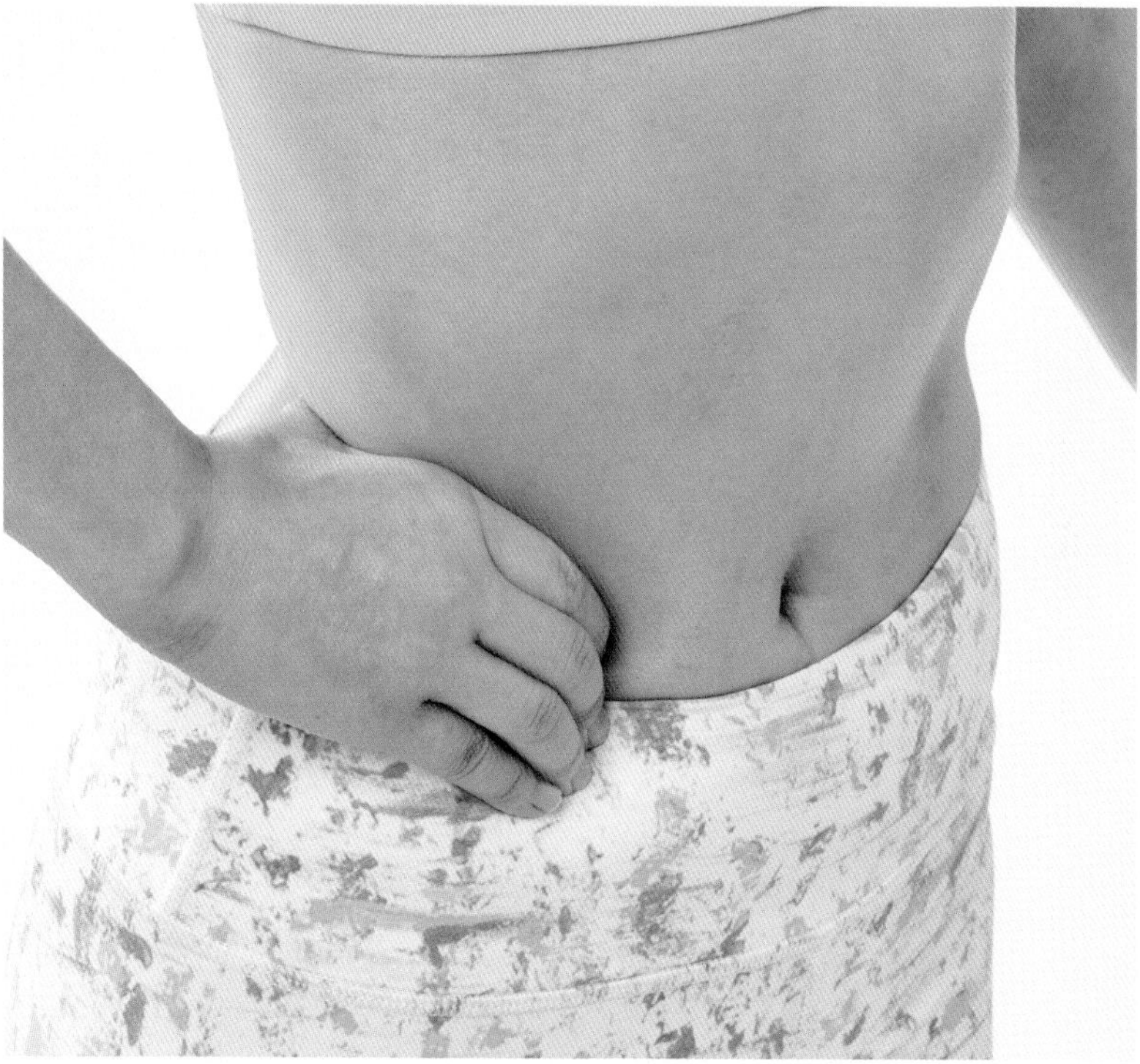

脇腹は、4本の指と親指でつかんでもみます。力の入れ方は、「指の第一関節まで沈むくらい」が目安ですが、痛いときは無理をしないこと。

8 胃のマッサージ

腸もみの前には、必ず胃のマッサージを。胃の働きを活性化させておくことで、腸の反応も良くなります。

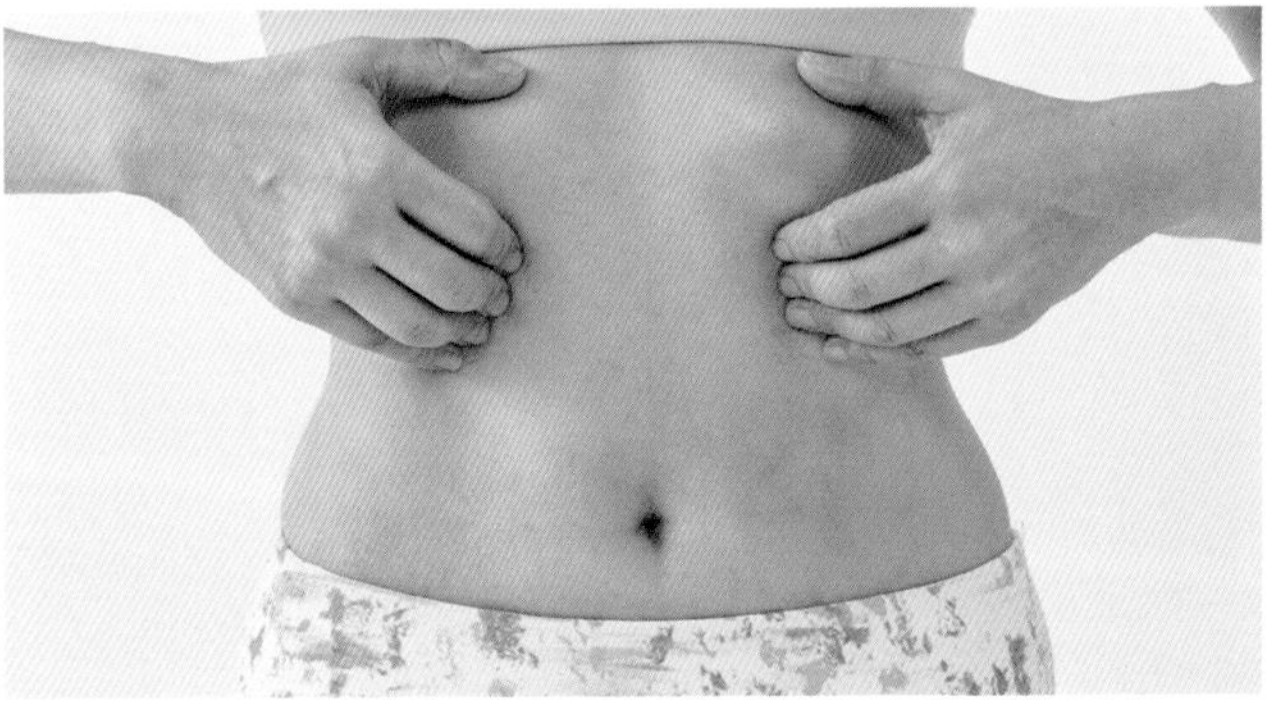

1 肋骨に指をセット

４本の指を肋骨にかけます。寝ながらでも起きた姿勢でもＯＫ。

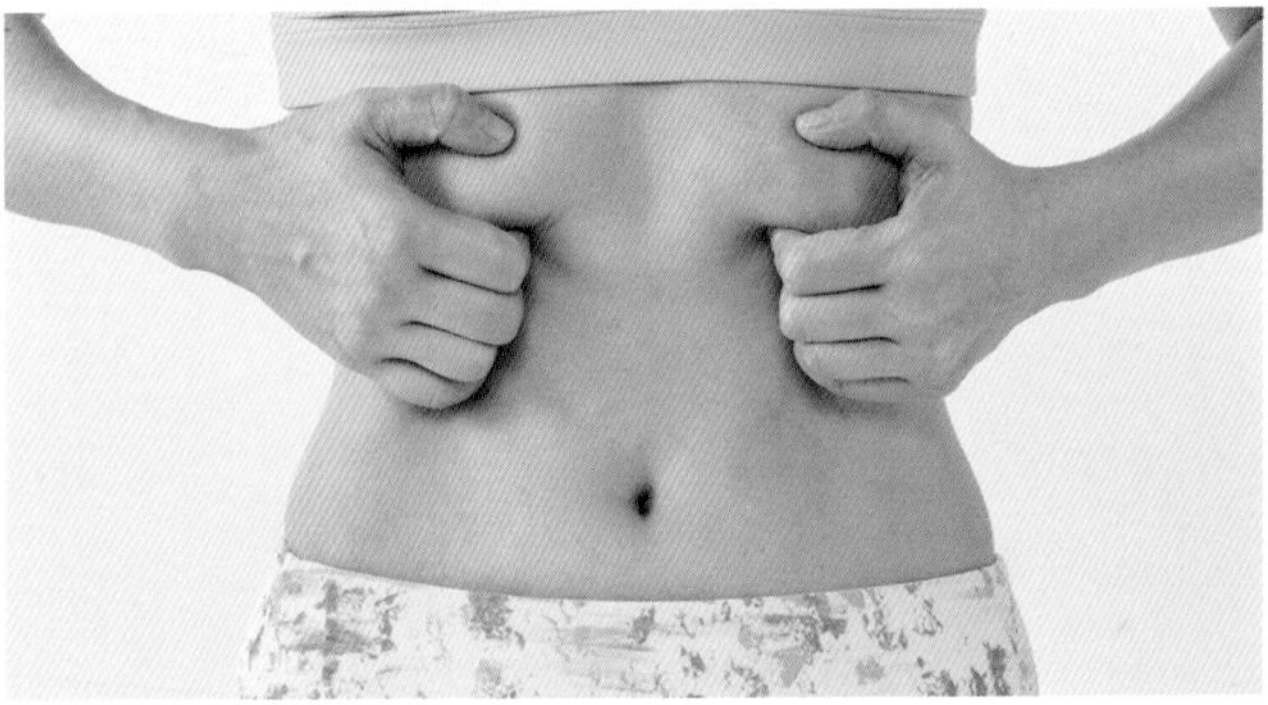

2 肋骨を引き上げる

指を肋骨に食い込ませて、肋骨を引き上げるように10秒マッサージ。ゆっくりと行います。

9 小腸のツボ押し

おへそから指2本ぶん開けた左右上下のポイントは、便秘や下痢に効くツボ。2点ずつやさしく刺激しましょう。

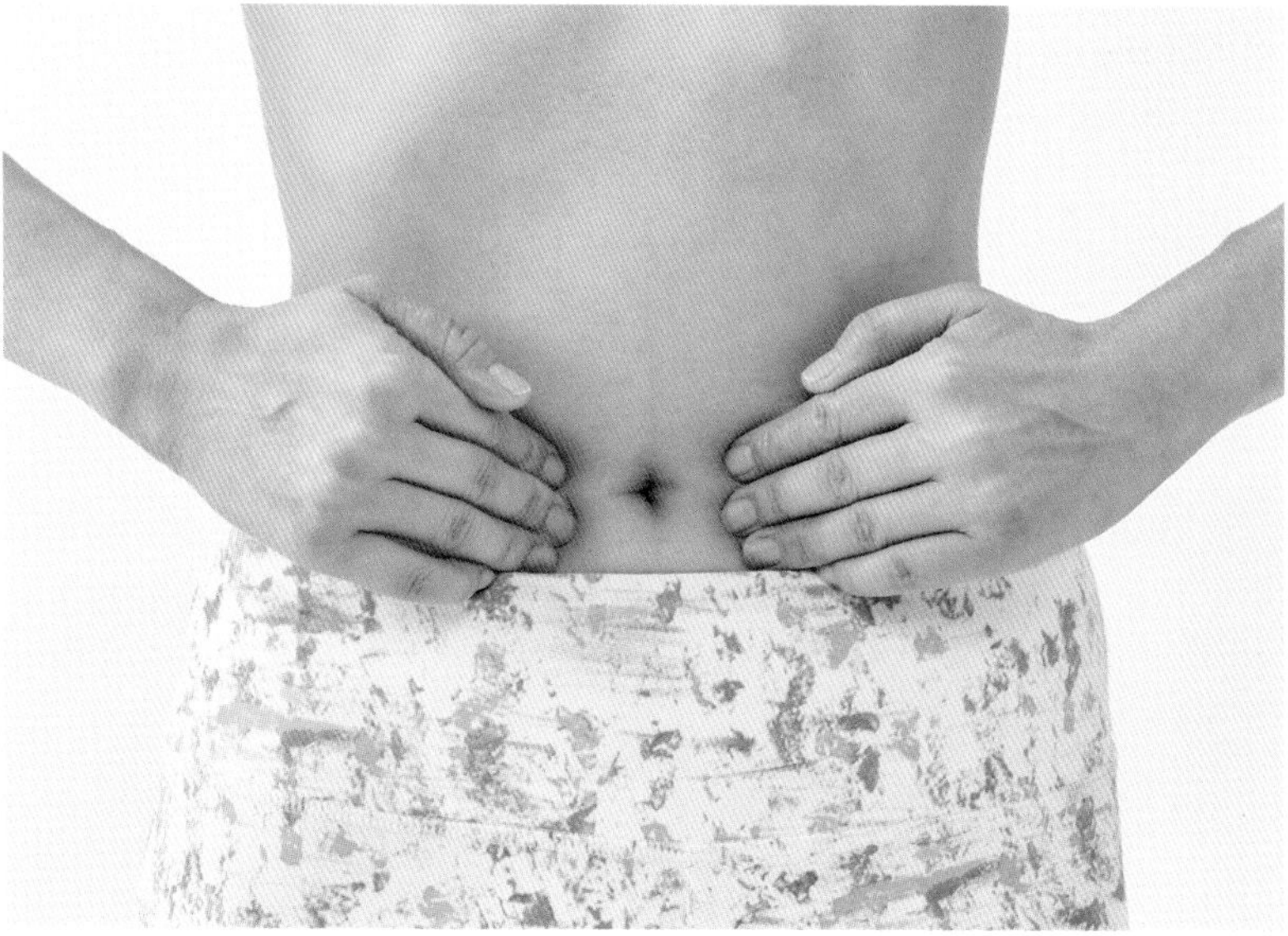

1 おへその左右を同時に押す

おへその左右、指2本ぶんの位置にあるツボを、人差し指・中指・薬指を揃えて息を吐きながら10秒押します。

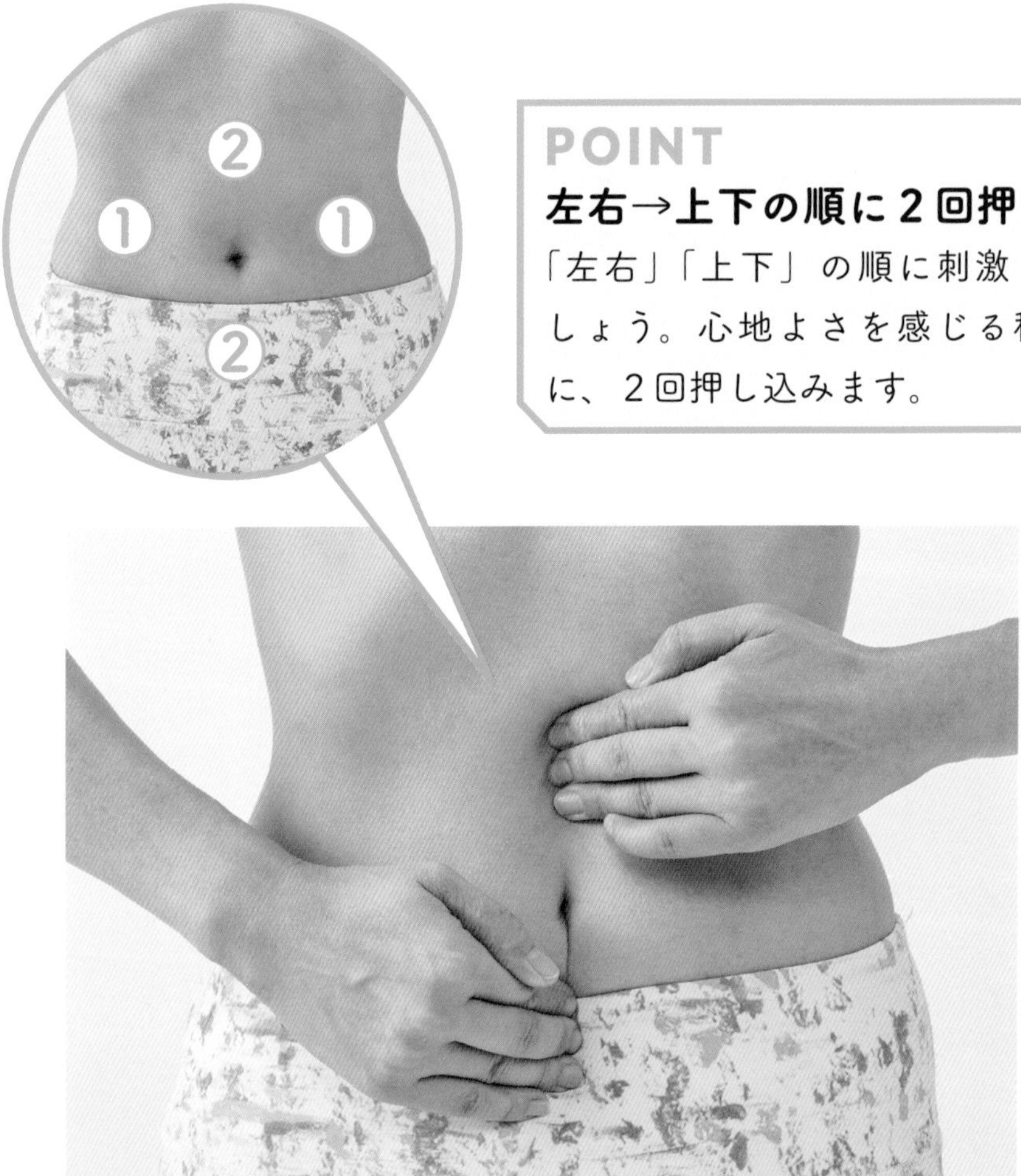

POINT

左右→上下の順に2回押す

「左右」「上下」の順に刺激しましょう。心地よさを感じる程度に、2回押し込みます。

2 上下のツボを押す

本来は「おへそから指2本ぶん」ですが、下がり腸の人は「おへその下→指3本ぶん／おへその上→指1本ぶん」の位置を息を吐きながら10秒押しましょう。

10 小腸の汚れ落とし

腸内の粘膜をこすり合わせて汚れを除去。お腹の筋肉をほぐす効果もあり。寝た姿勢で、足の下にクッションを入れるとほぐしやすくなります。

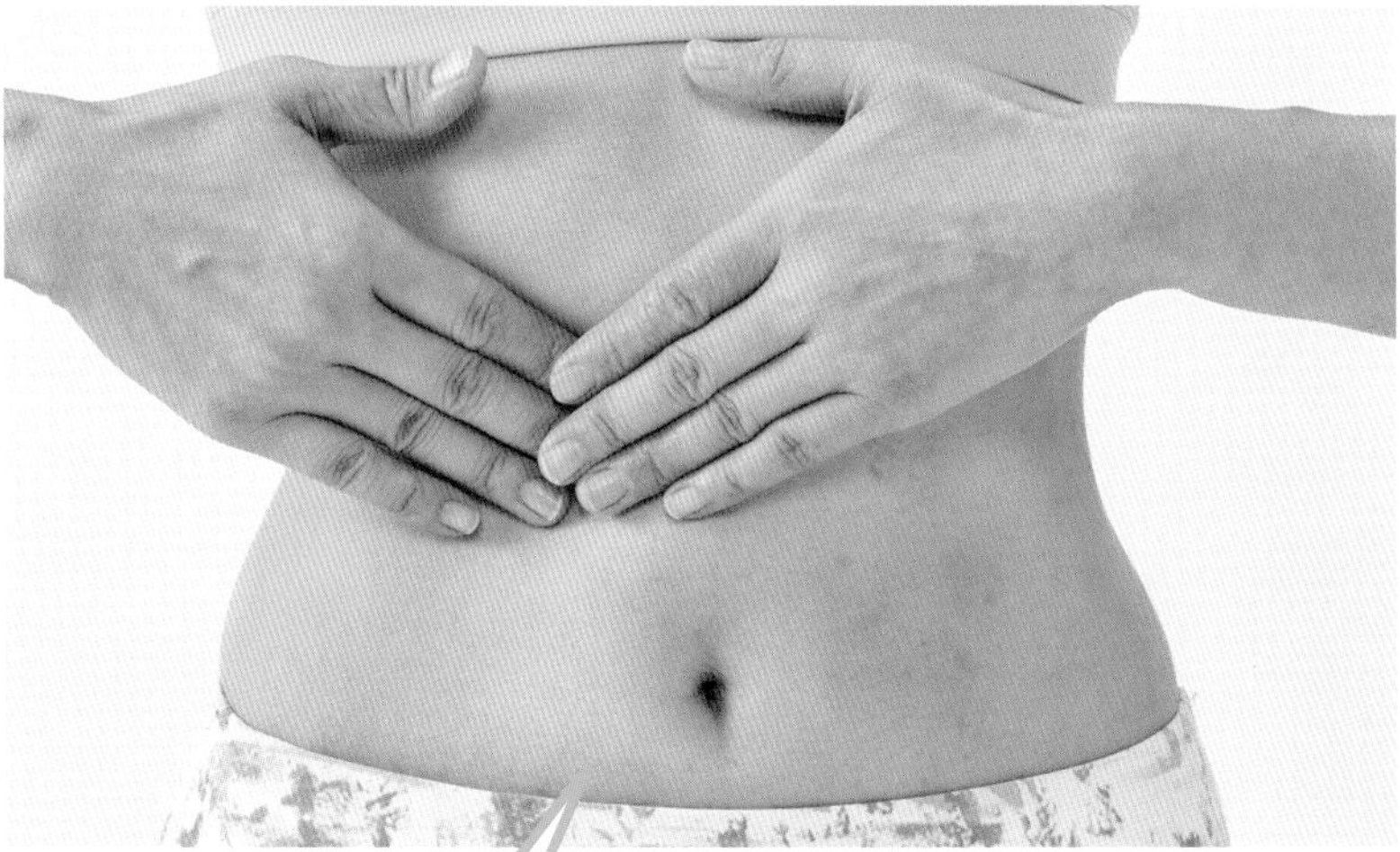

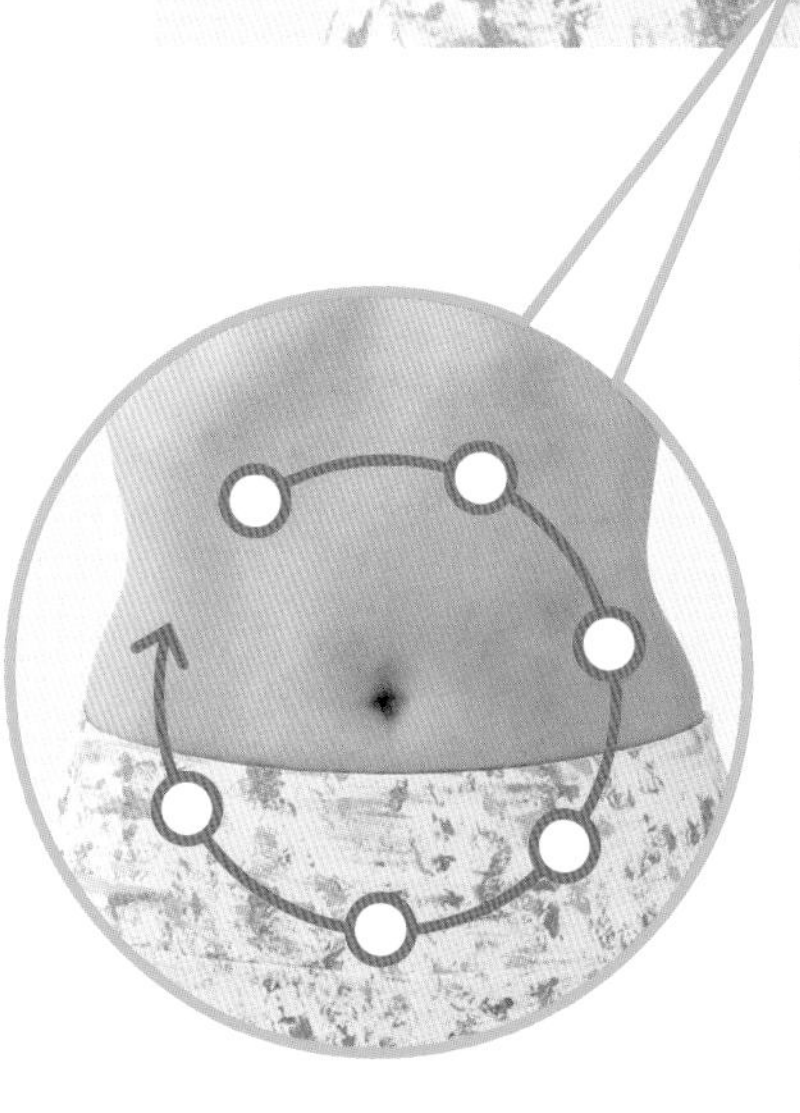

仰向けに寝て、両手の指先をおへその上へ。そこから時計回りに6か所押します。指を重ねて押し、そのままこするように左右に動かします。

POINT

1か所につき、左右に10秒こすりましょう。時計回りに6か所押して、3周すれば完了。

11 大腸のマッサージ

大腸のあるラインに沿ってもみほぐしていくマッサージ。詰まりやすいポイント・上行結腸の下部と、横行結腸のエンド部分はとくに丁寧にもみましょう。

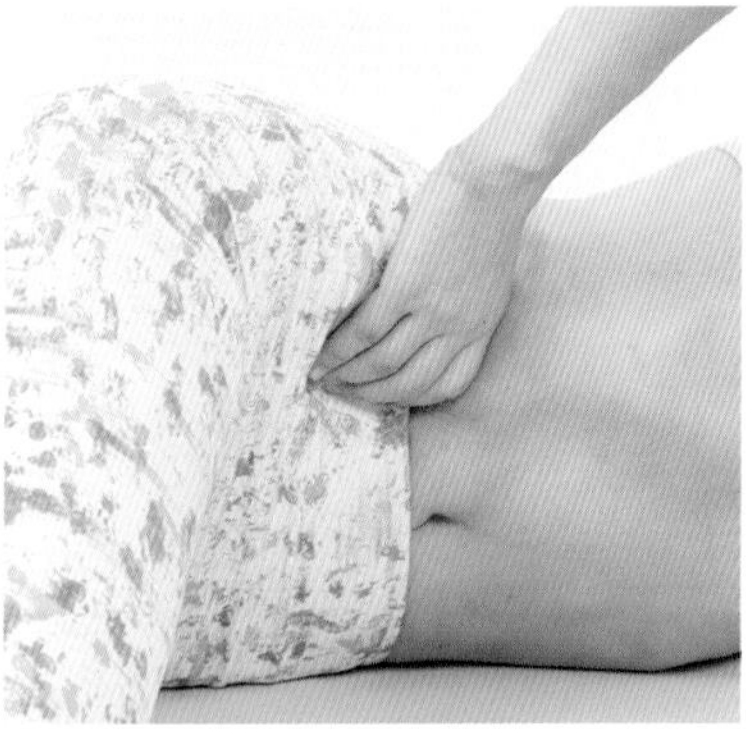

下から上へ

1 右の腸骨の上に手を入れる

まずは上行結腸をもみ上げます。右の脇腹を上にして横になり、右足は前へ。右の腸骨の上に手を入れてもみ始めましょう。

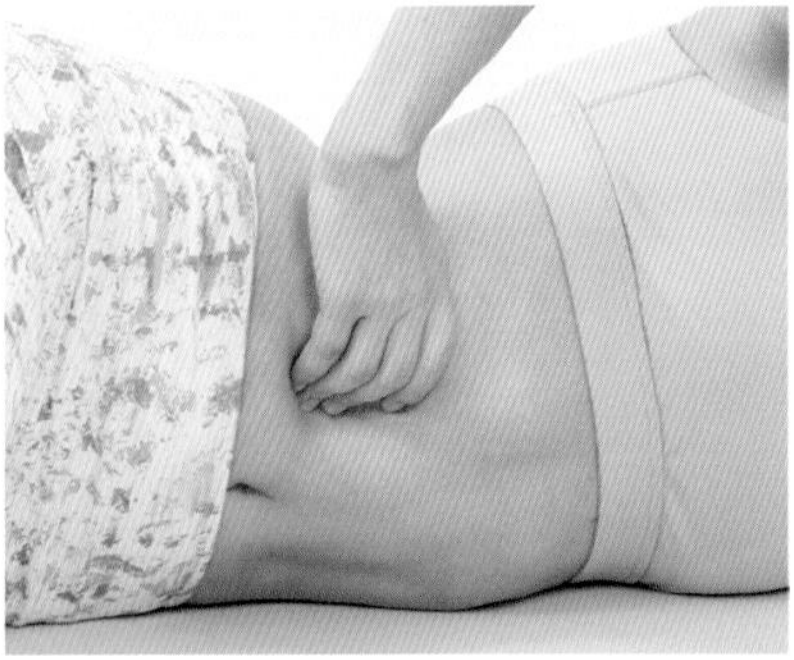

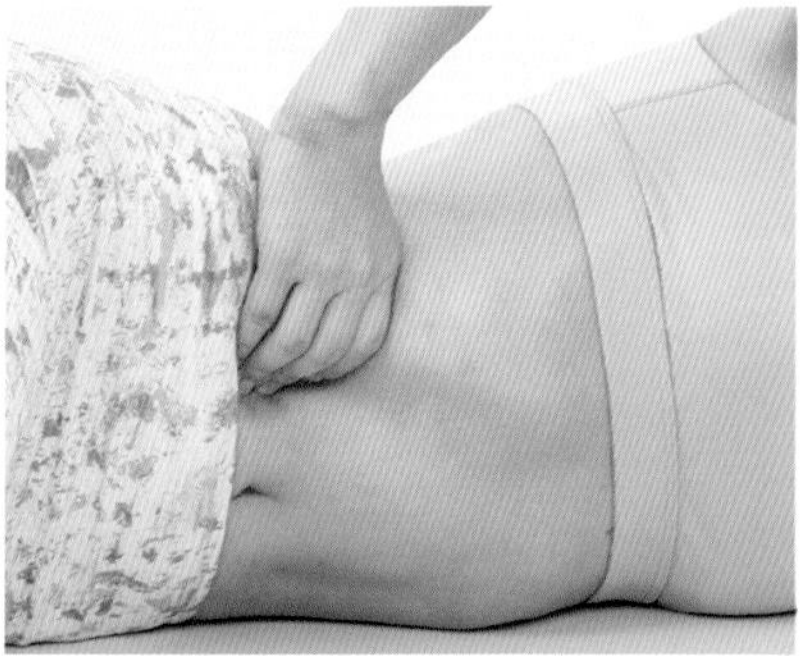

2 もみながら上にスライド

脇腹をつかんだまま、上にスライドさせながらもみます。

3 肋骨の下までもみ上げる

そのままスライドさせ、肋骨の下までもみます。1から3で10秒。途中で硬く感じるポイントがあれば、そこが詰まり気味なので、重点的にもみましょう。

肋骨下を右から左へ

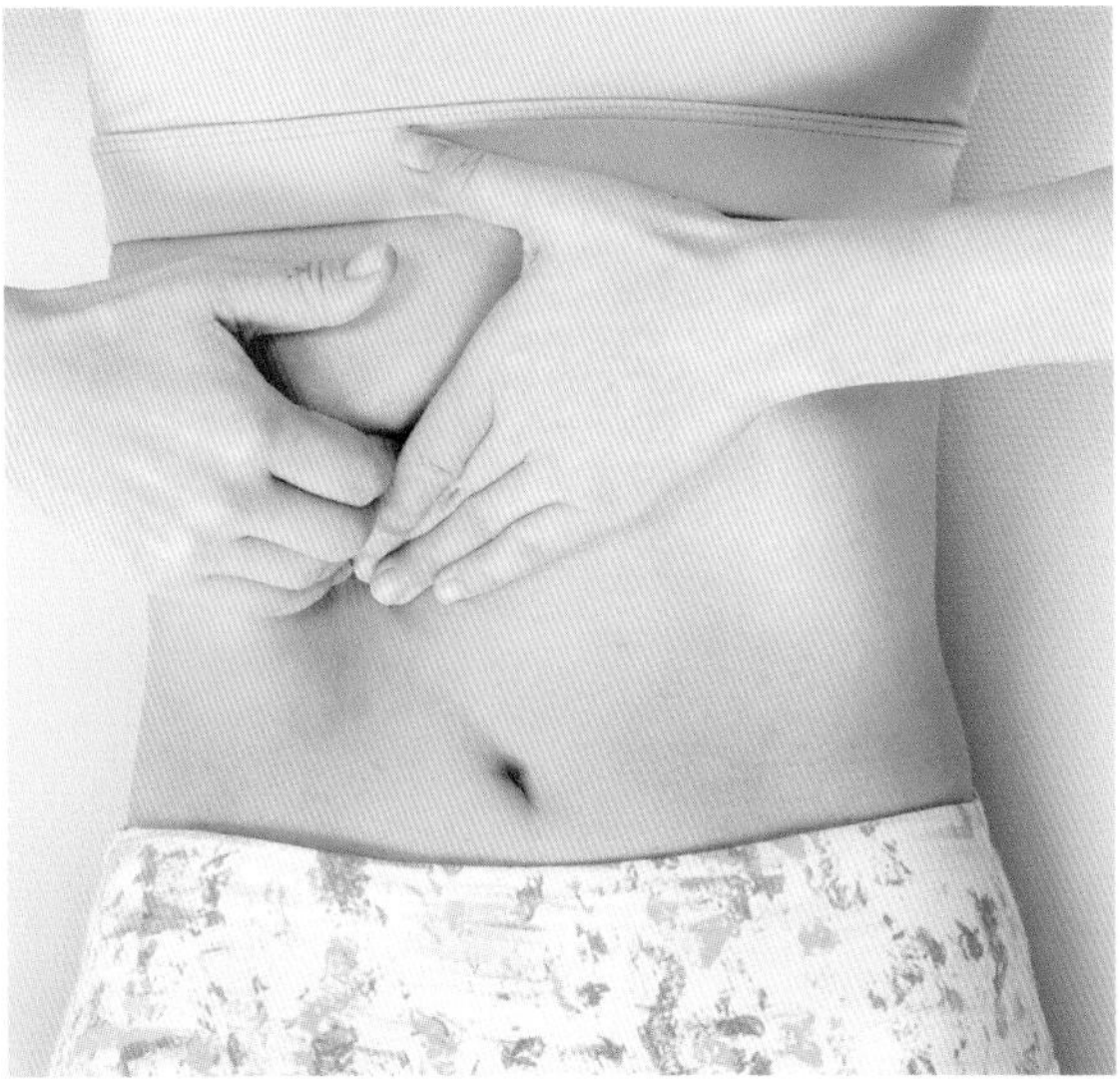

1 仰向けで右側をもみほぐす

姿勢を横向きから仰向けに。両手の指を重ね、右側の肋骨下を軽くもみます。

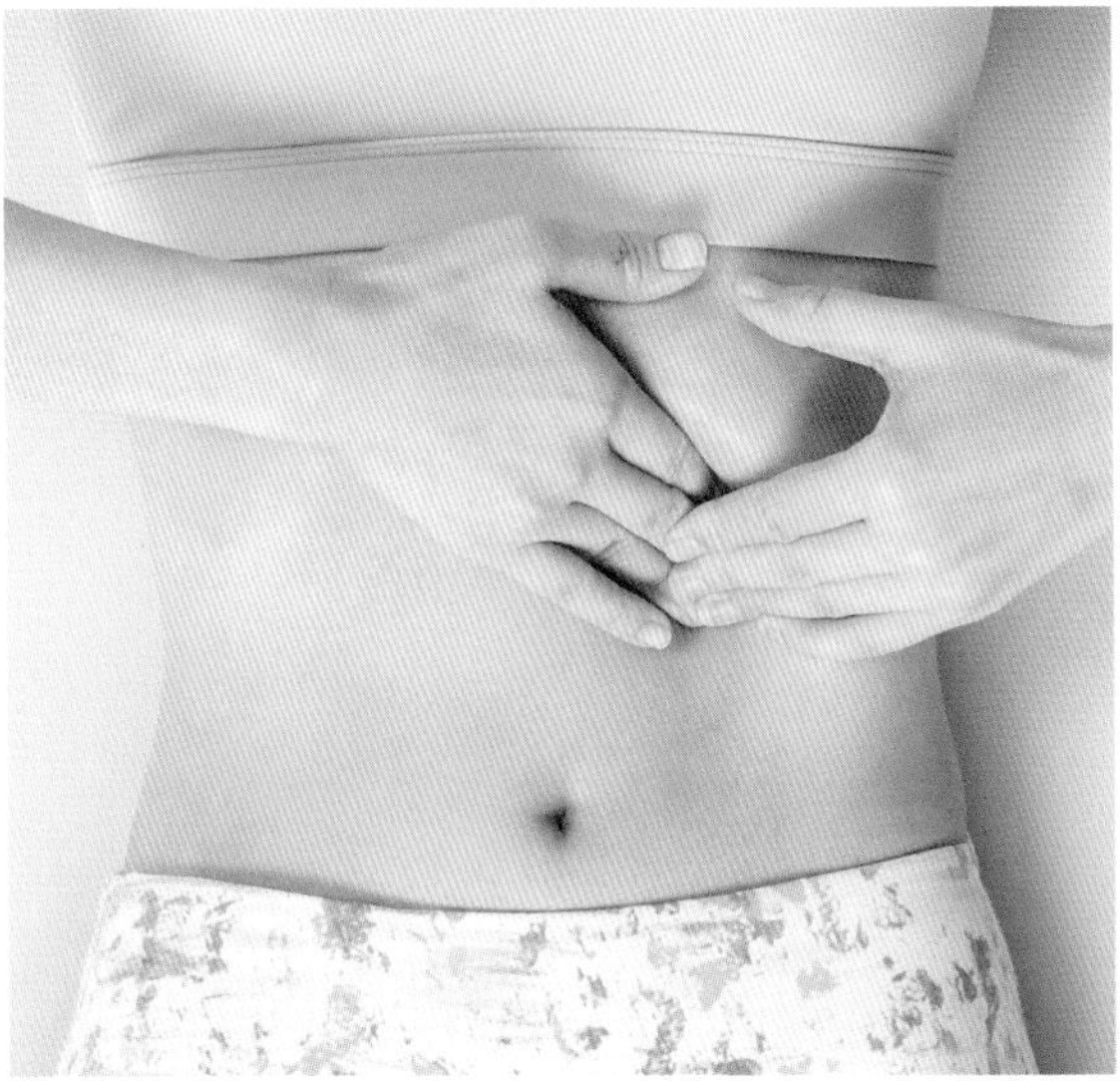

2 詰まりやすい左側へ移動

指を少しずつ左側へ移動します。左の肋骨下は横行結腸から下行結腸へカーブする「詰まりポイント」なので1から2で10秒しっかりもみます。

上から下へ

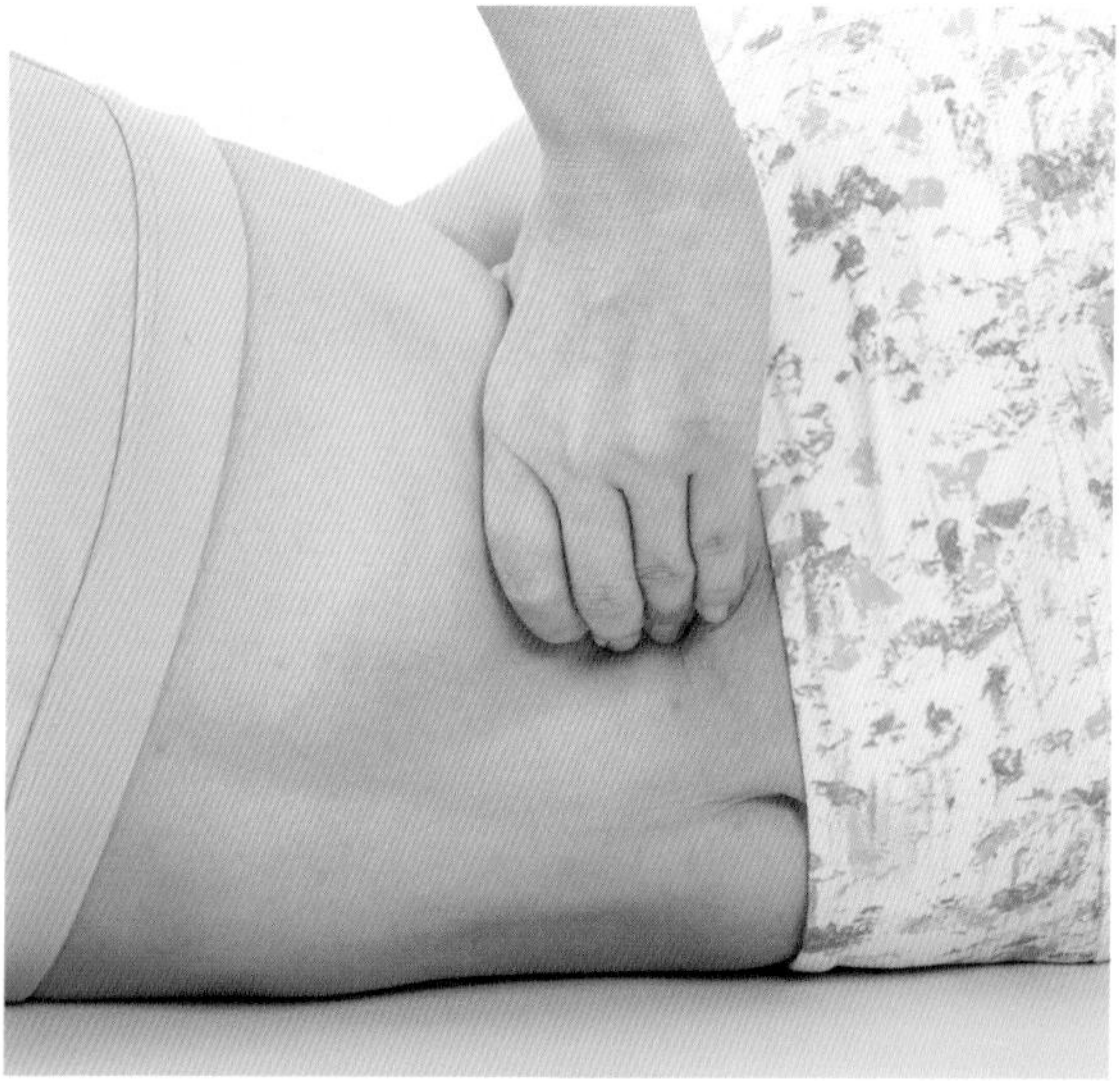

1 肋骨下から下行結腸へ

仰向けから、左の脇腹を上にした横向きに。左手で肋骨の下をつかみ、下に向かってもみます。

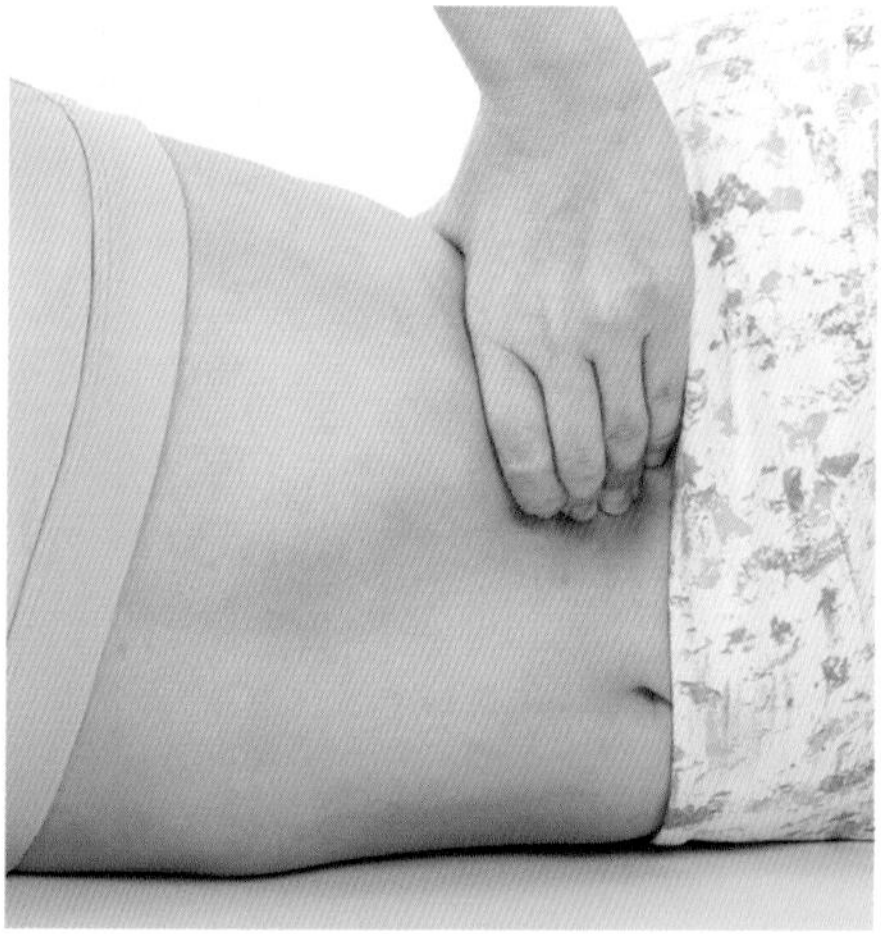

2 指を押し込んで下へ

下行結腸の中の詰まりを下に移動させるイメージで、押し込むようにもみます。

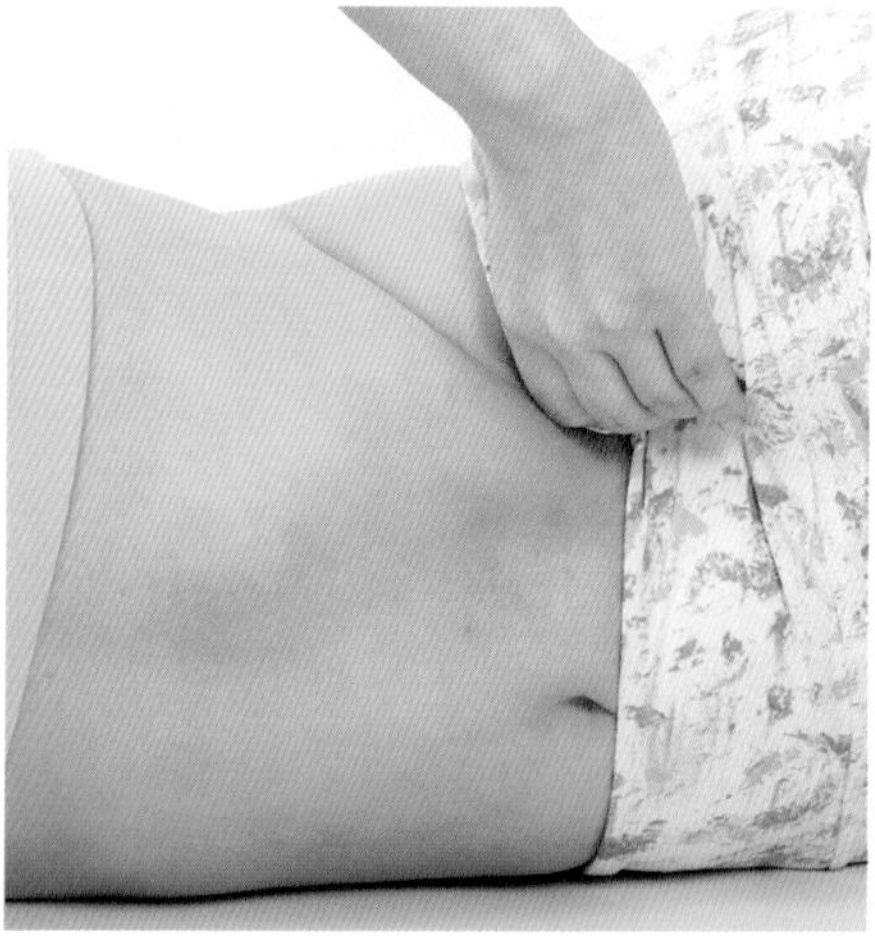

3 腸骨の上までもみほぐす

S状結腸まで送り出すイメージで、1から3までで10秒腸骨の上までもみほぐします。

12 座って大腸もみ

座った状態での大腸マッサージ。もむ側に体を倒すことでお腹の筋肉が緩み、指がしっかり入ります。

下から上へ

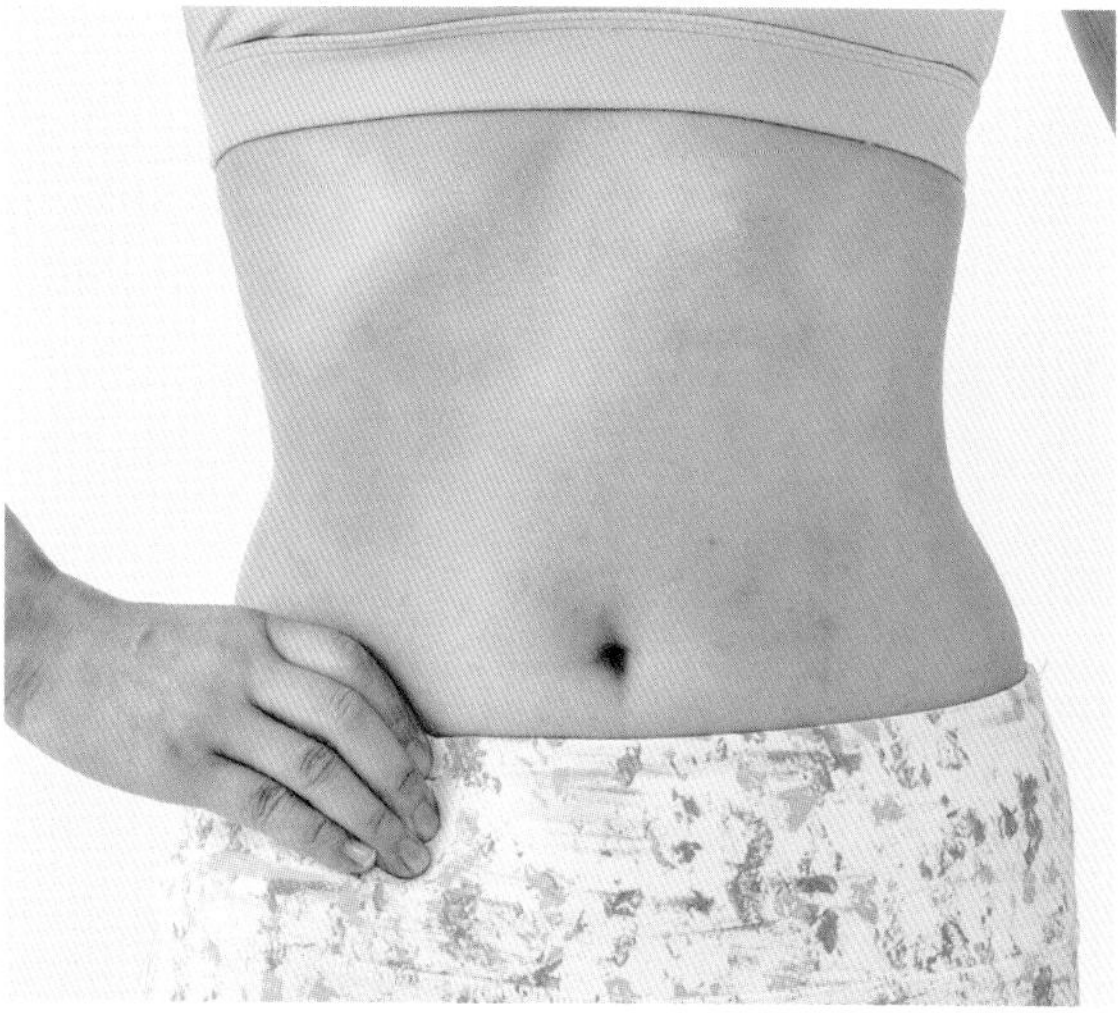

1 右の腸骨の上をもみほぐす

椅子に深く腰掛け、右の腸骨の上を右手の４本の指と親指でつかんで10秒もみほぐします。

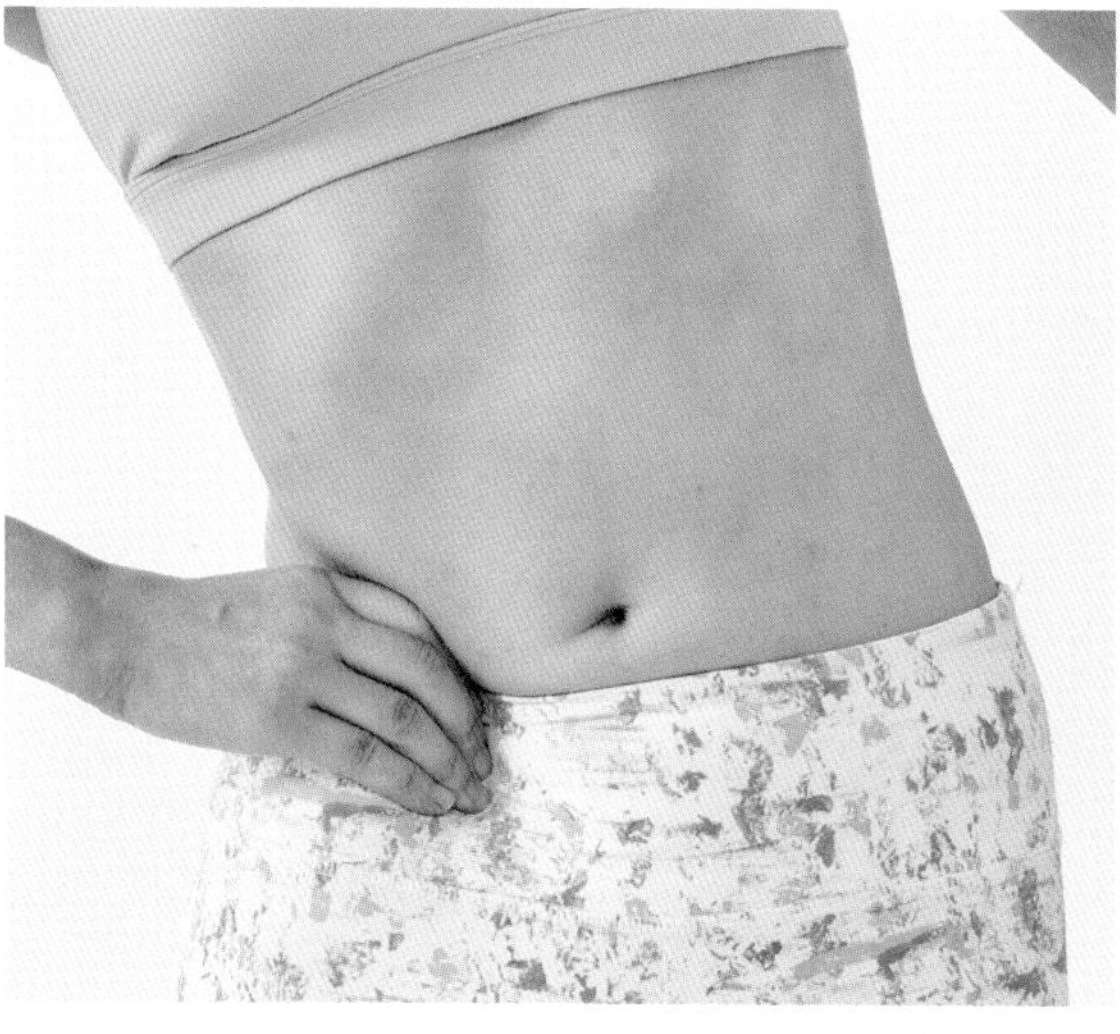

2 右側に体を傾ける

もんでいる側に体を倒し、下から上に向かって、何か所か押し込むように10秒もみます。

上から下へ

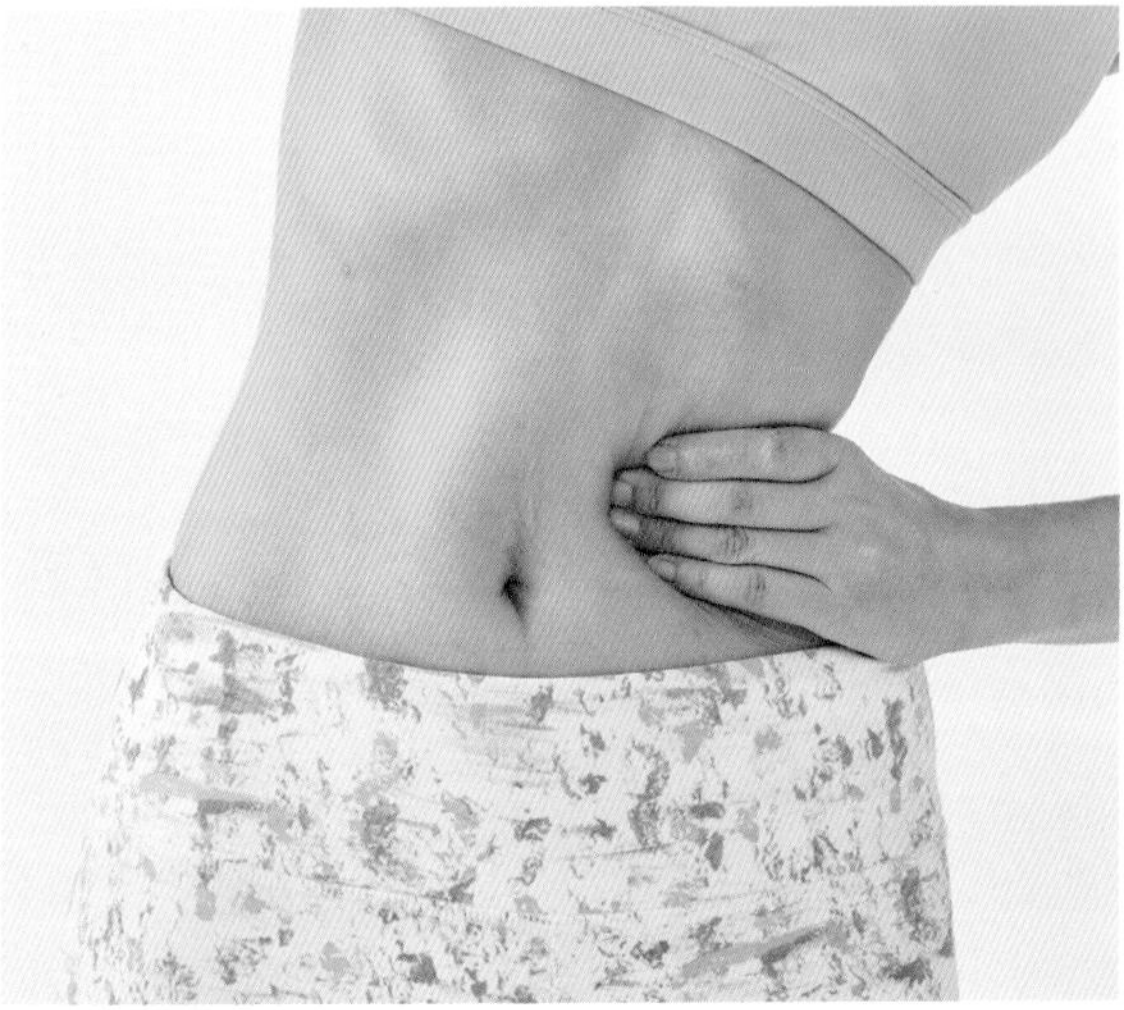

1 左は肋骨下から、下へ

左側は、肋骨下から下へ、下行結腸に沿って移動。左手の指が第一関節まで沈む強さでもんでいきます。

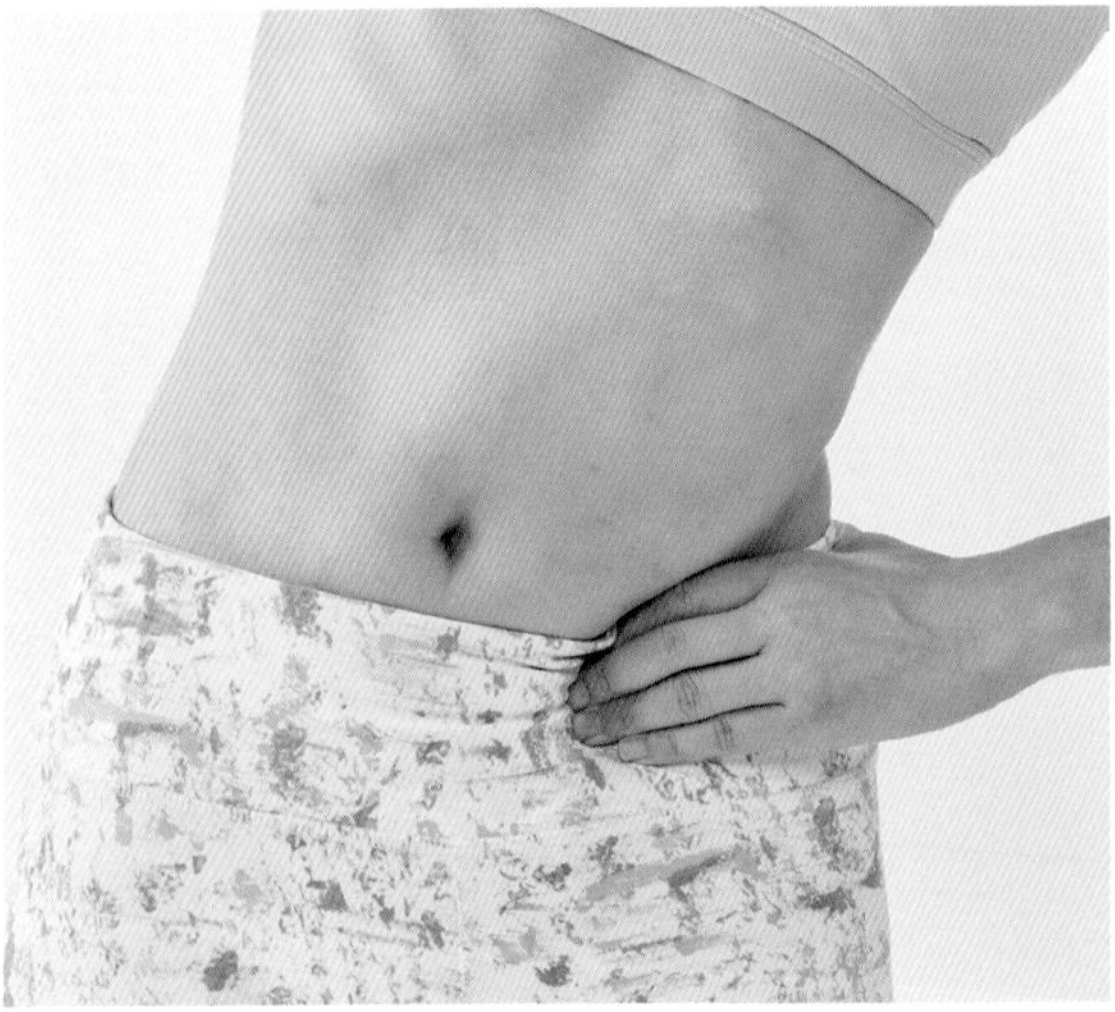

2 上体は左側に倒し、手は腸骨の上まで

もみながら、だんだん体を左に倒します。左の腸骨の上まで到達すれば完了。

13 大腸押しもみ

下行結腸では、中身がすでに固形化しているので詰まりも起きやすくなります。上から下へともみほぐして、排出を促しましょう。

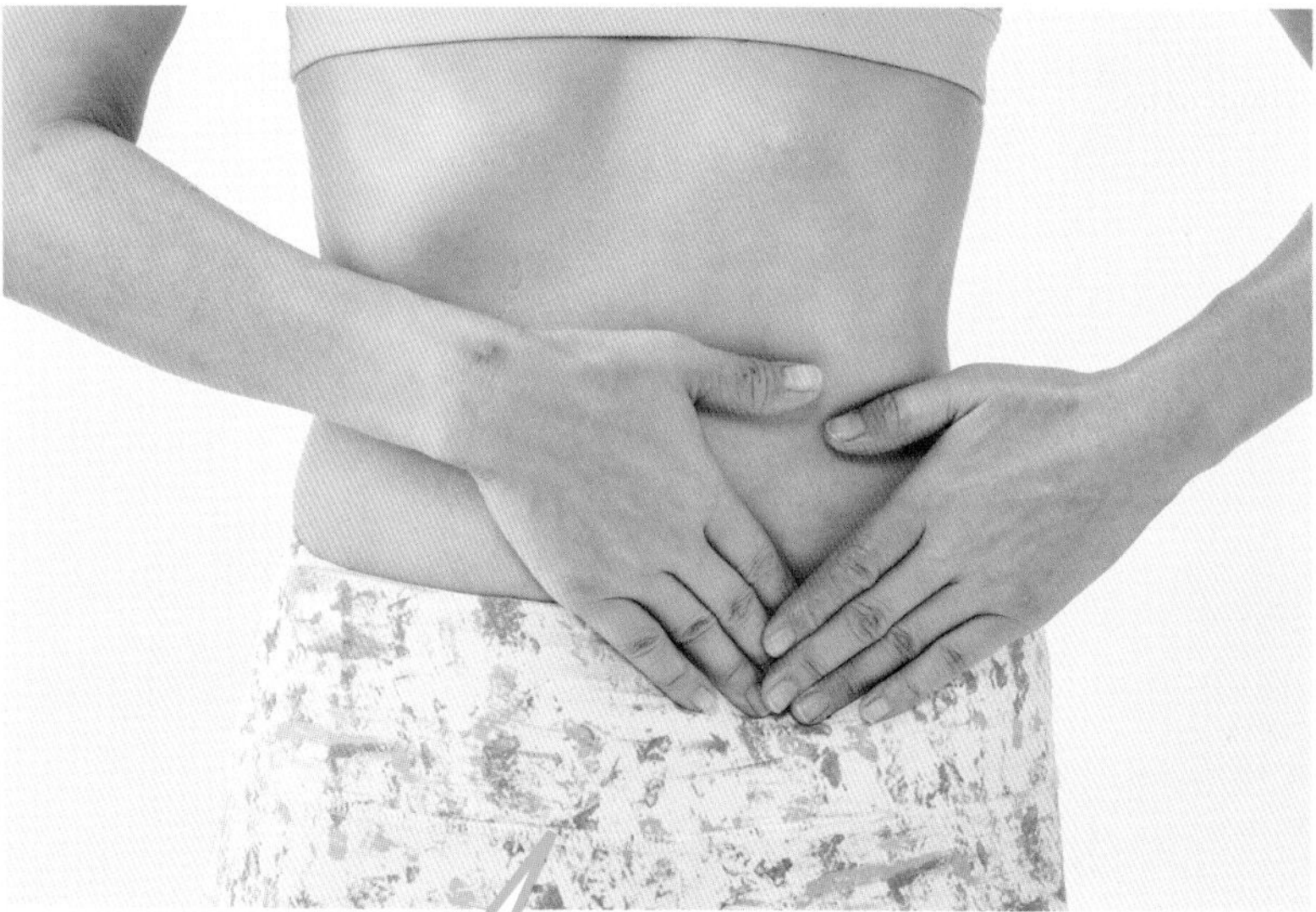

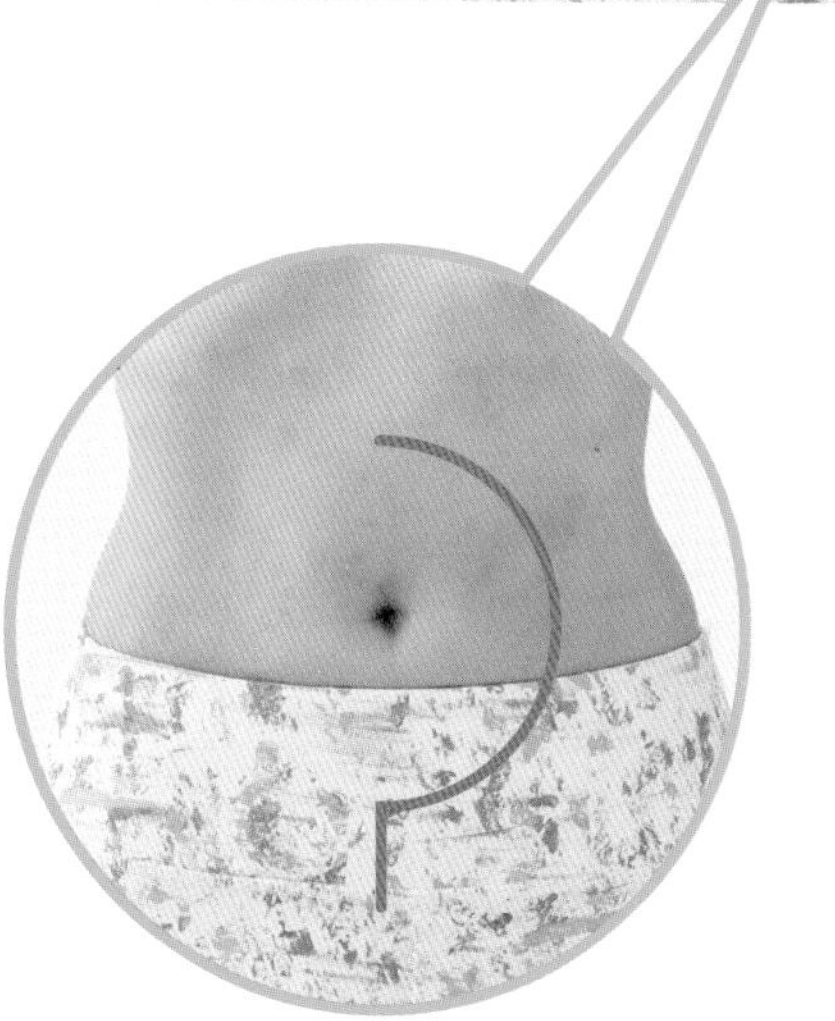

左側だけ集中的にもむ

両手の３本の指を重ね、第一関節まで沈む圧でもみもみ。もむ位置を少しずつ下にずらしていきます。

POINT

横行結腸から下行結腸へと、時計回りのカーブに沿ってもむと、左側に溜まったものが出やすくなります。

基本にプラス
お悩み別「腸ストレッチ」

　ここまでに紹介した基本の腸ストレッチ&腸もみは、どんなタイプの腸にも合う方法です。どなたでも実践できるので、ぜひ就寝前の習慣にしていただきたいところです。

　一方、66ページに登場した「腸のタイプ」ごとのお悩みが深刻な人は、そこをピンポイントで解決できる方法も知りたいはずです。

「下がり腸向け」「むくみ腸向け」「ストレス腸向け」というように、お悩み別に特化したケアはもちろんあります。

　しかし、この本で紹介するのは「ストレッチのみ」にしたいと思います。

　というのも、実践してみておわかりだと思いますが、腸もみは力加減にも、もみ方にも少しばかり「コツ」が要ります。お悩み別の腸もみは、狙いがピンポイントなぶん、より難易度が上がりますので、本書ではストレッチのみご紹介します。

　ストレッチは筋力をつけるのにも役に立ちます。ここからは少しだけエクササイズ色が強くなりますが、「ハードすぎてできない」というレベルでは決してありません。運動不足の体が少し活気を取り戻して、スッキリ爽快感を覚えられる、そんなエクササイズです。

　そしてもちろん、「お悩み腸」への効果もてきめんです。

　腸が動いて、便がスッキリ出て、お腹についたお肉も取れると、体が軽くなります。すると、運動も軽くできるようになっていきます。エクササイズを通して、そんな自分の感じ方の変化も、ぜひ味わってください。

下がり腸のストレッチ ➡ P94

冷え腸のストレッチ ➡ P96

むくみ腸のストレッチ ➡ P98

溜まり腸のストレッチ ➡ P100

ガス腸のストレッチ ➡ P102

ストレス腸のストレッチ ➡ P104

お悩み別

下がり腸のストレッチ

腸腰筋と骨盤底筋群を鍛えて引き締めると、腸をしっかり支えられて、下がり腸を解消できます。もちろん、ぽっこり下腹もスッキリ。

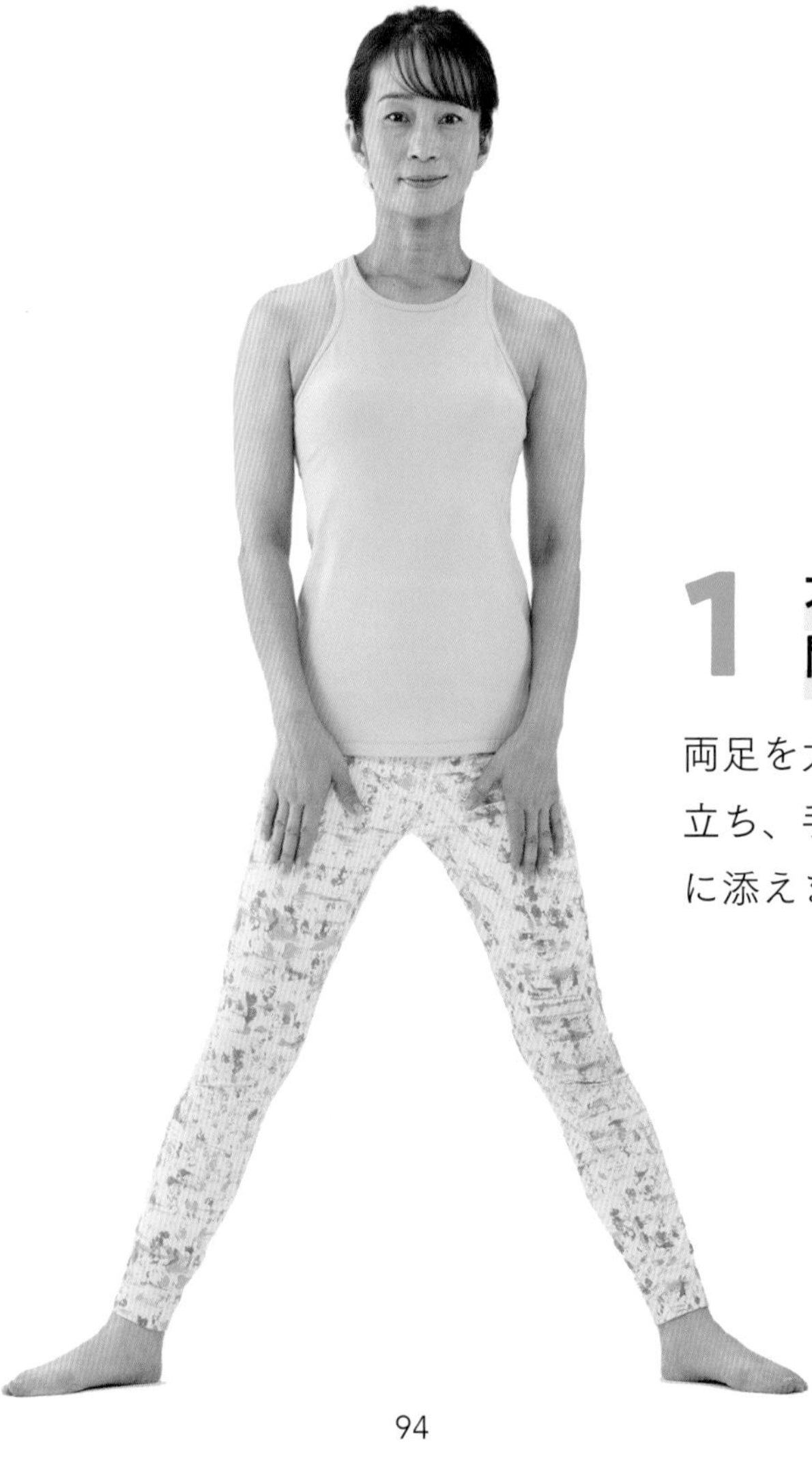

1 大きく足を開いて立つ

両足を大きく開いて立ち、手は体に自然に添えます。

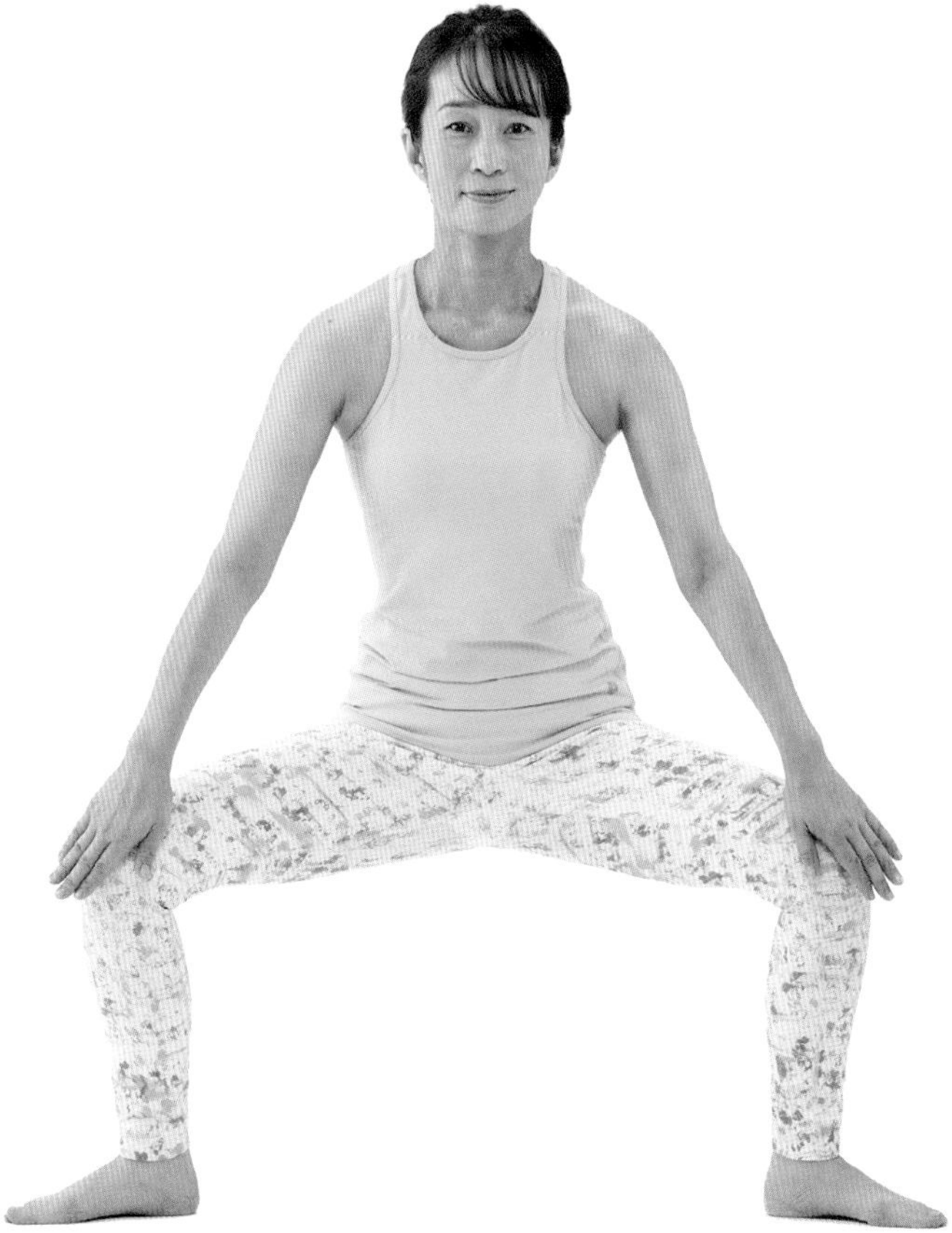

2 お尻を下げて踏ん張る

そのままお尻を真下に下げて、中腰でストップします。
足の位置を変えずに、そのまま3秒ほど踏ん張って、もとに戻します。
この動きを20回繰り返しましょう。

お悩み別

冷え腸のストレッチ

腸の冷えは、血流アップで解消を。呼吸と動きを組み合わせて、インナーマッスルを刺激するのが効果的です。

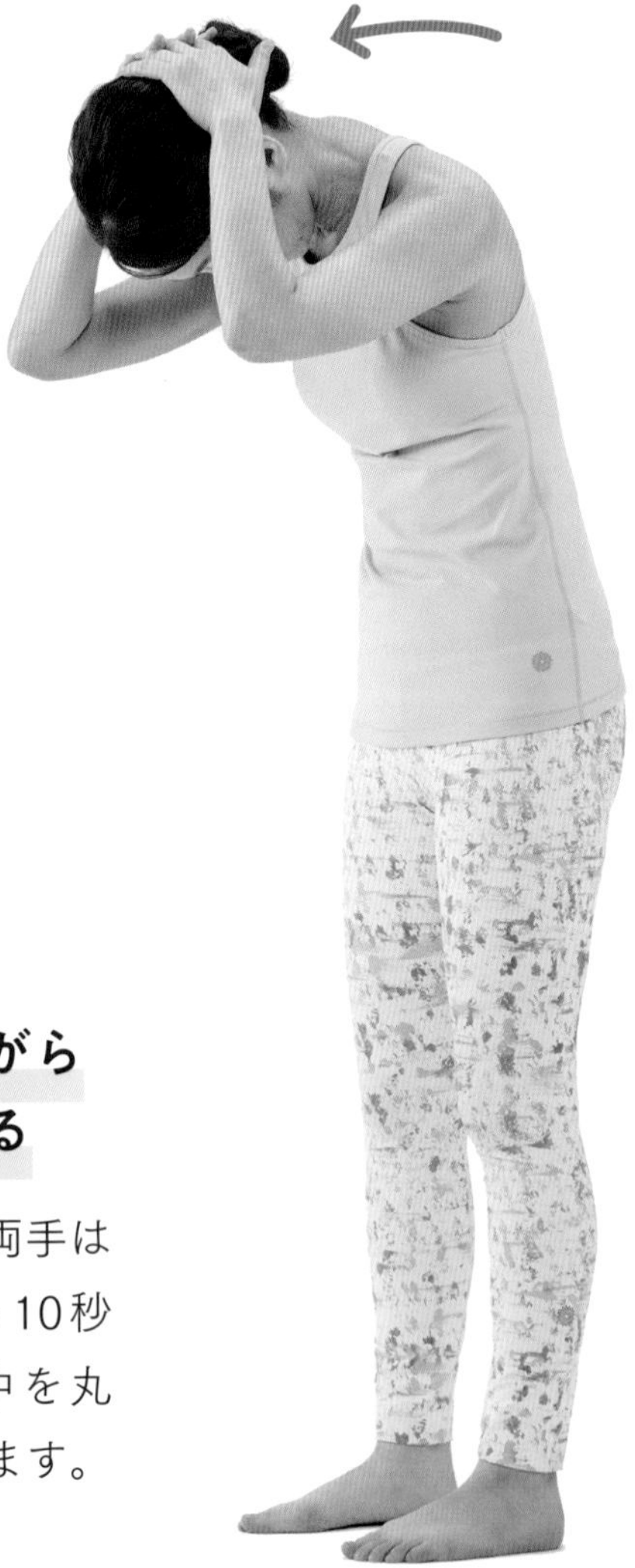

1 息を吐きながら背中を丸める

両足は肩幅に開き、両手は頭の後ろへ。口から10秒息を吐きながら背中を丸め、お腹に力を入れます。

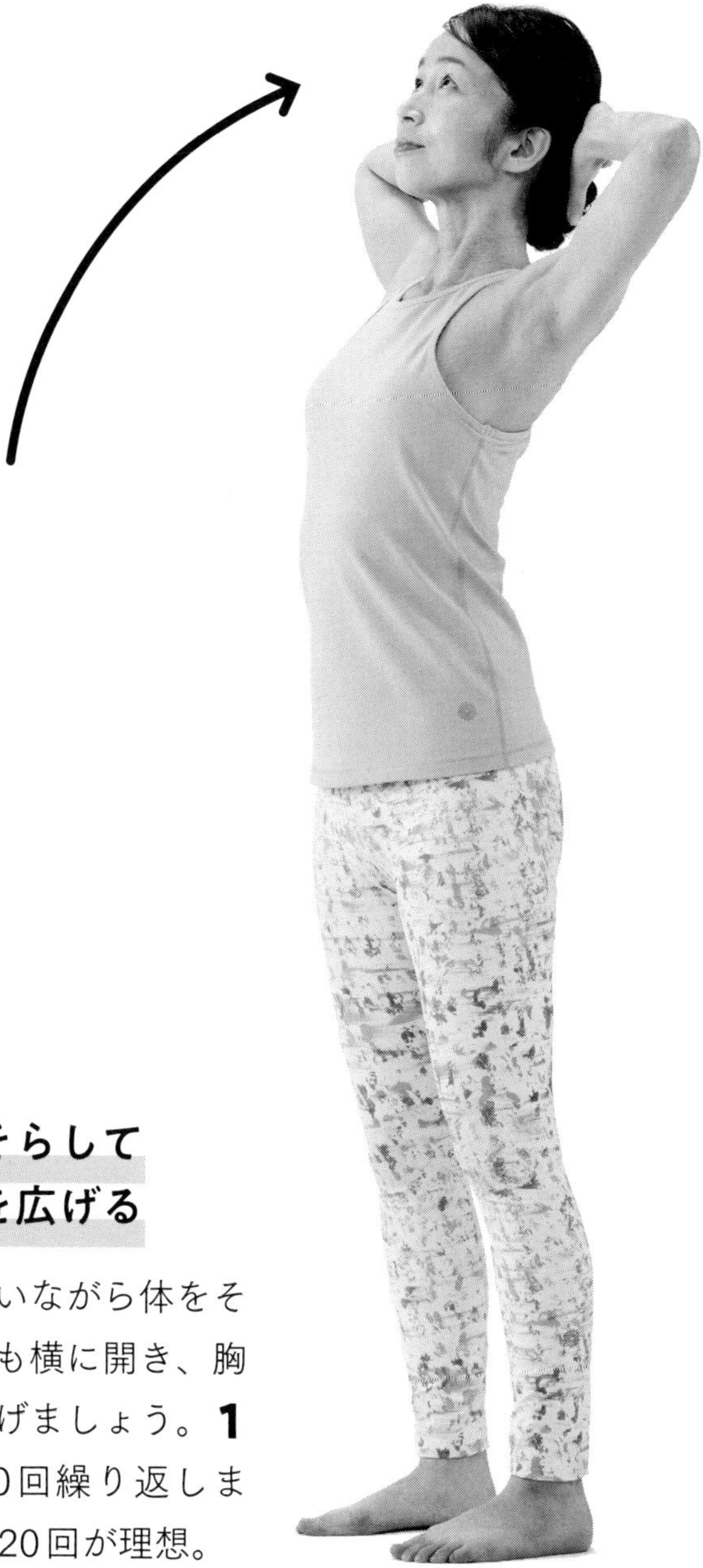

2 体をそらして胸部を広げる

鼻から息を吸いながら体をそらします。腕も横に開き、胸郭を大きく広げましょう。**1**と**2**を最低10回繰り返します。できれば20回が理想。

お悩み別

むくみ腸のストレッチ

腸腰筋に刺激を与えて、腸の動きを促進することが大事です。「ねじる動作」をしっかり行うことでむくみが解消します。

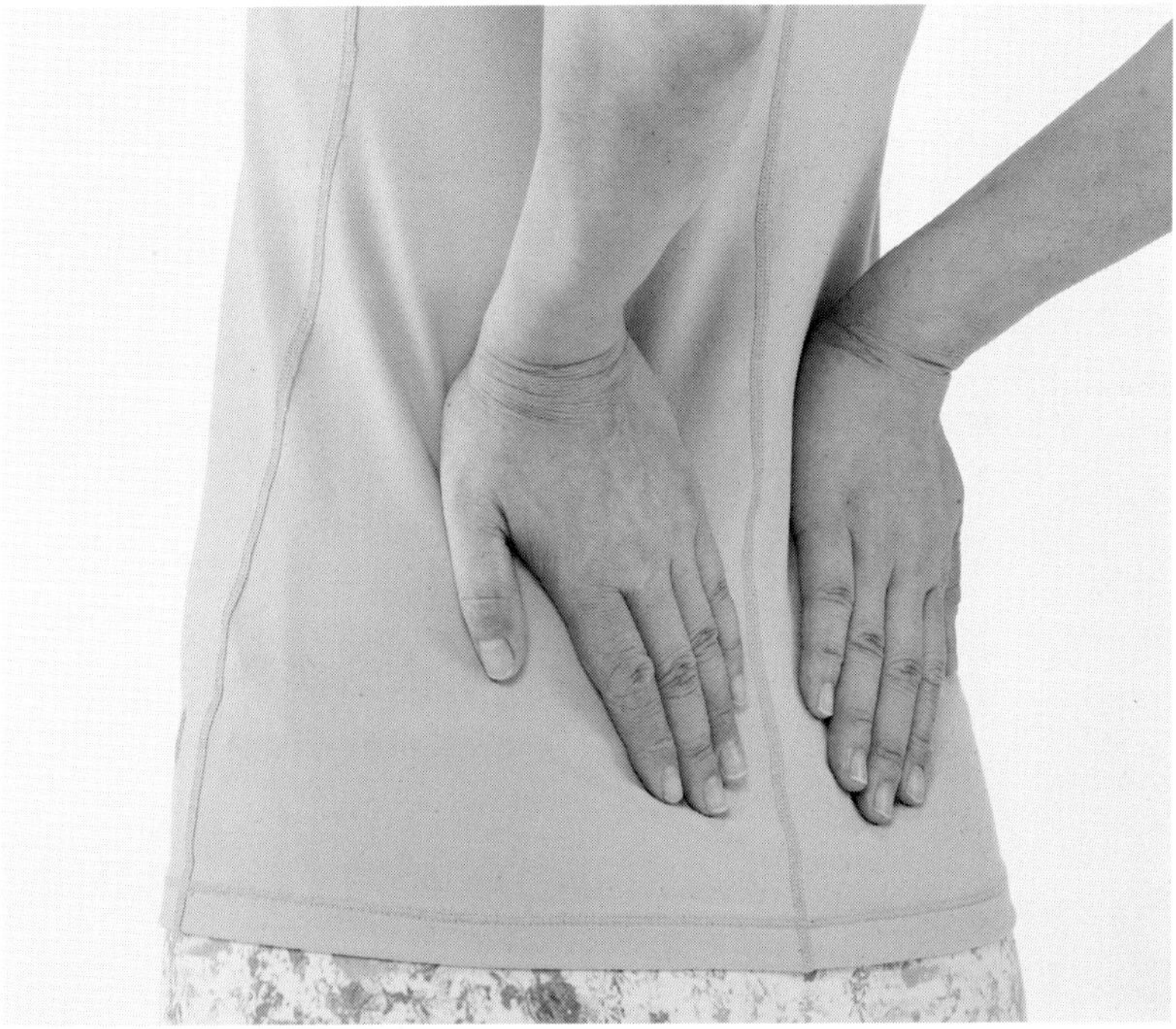

1 手のひらを腰に当てて腸腰筋を伸ばす

両足は肩幅に開き、手のひらはお尻の上の部分に。手で体を支えながら、上半身をそらして腸腰筋をストレッチ。

2 骨盤を前に突き出して下腹部を伸ばす

腸腰筋を伸ばしたまま、骨盤を前に突き出し、下腹部もストレッチ。手は腰を支えるのみにし、反らさないように。両足はピッタリ床につけたまま、顔は前に向けましょう。

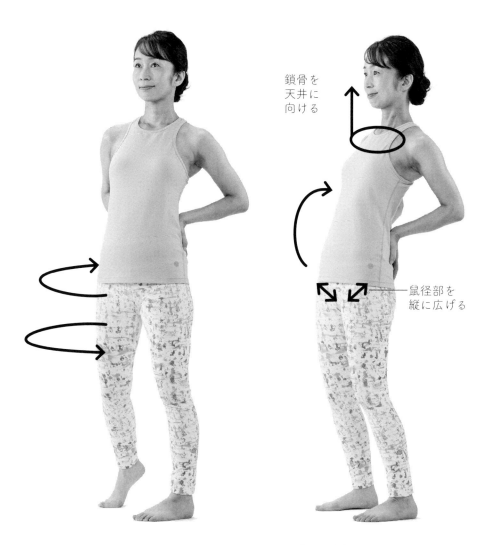

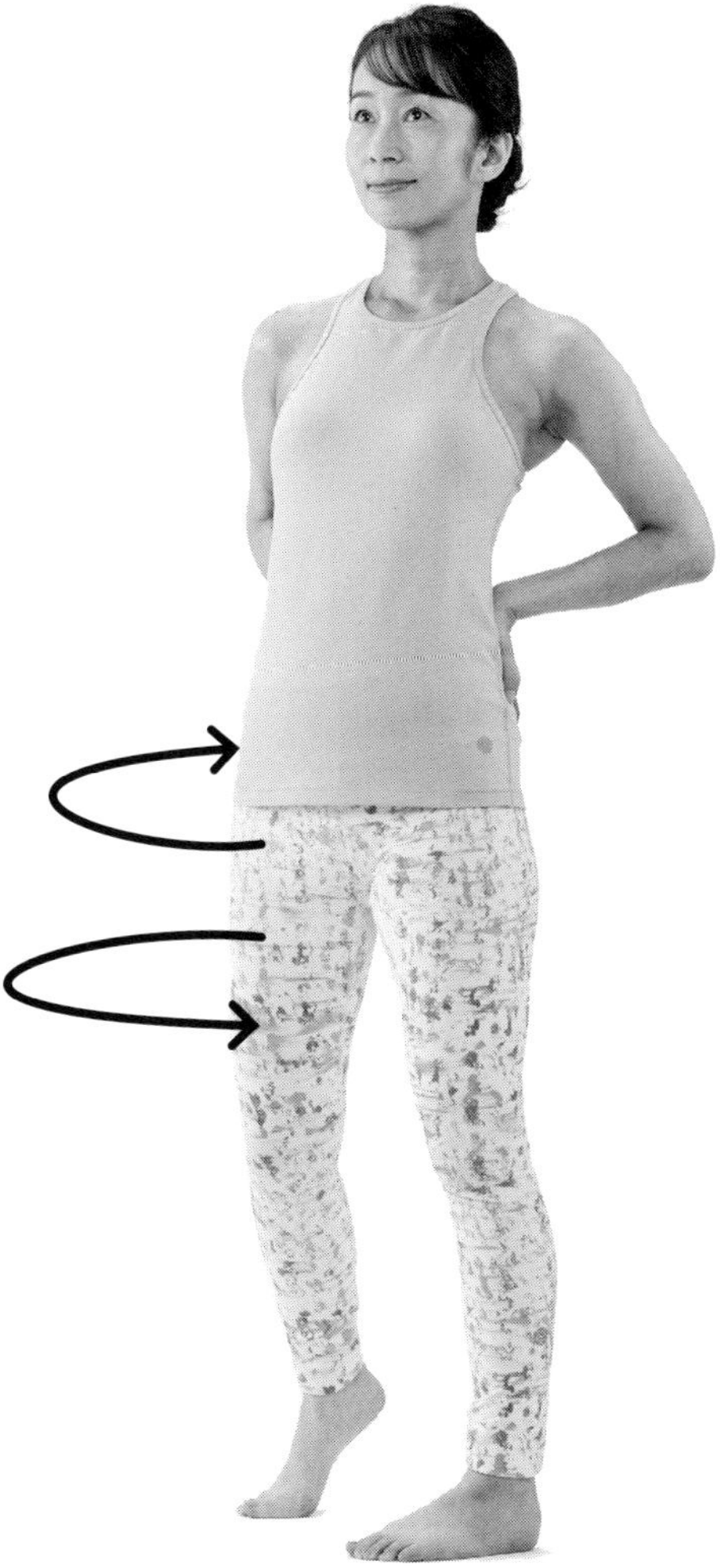

3 左右に揺らす

そのまま、鼠径部を交互に前に出すイメージで、体を左右に10秒揺らします。腰をそらさないよう注意。

お悩み別

溜まり腸のストレッチ

股関節を伸ばす動きや、足を内側に曲げる動きで、腸腰筋を刺激しましょう。蠕動運動が促進されて溜まったものを排出できます。

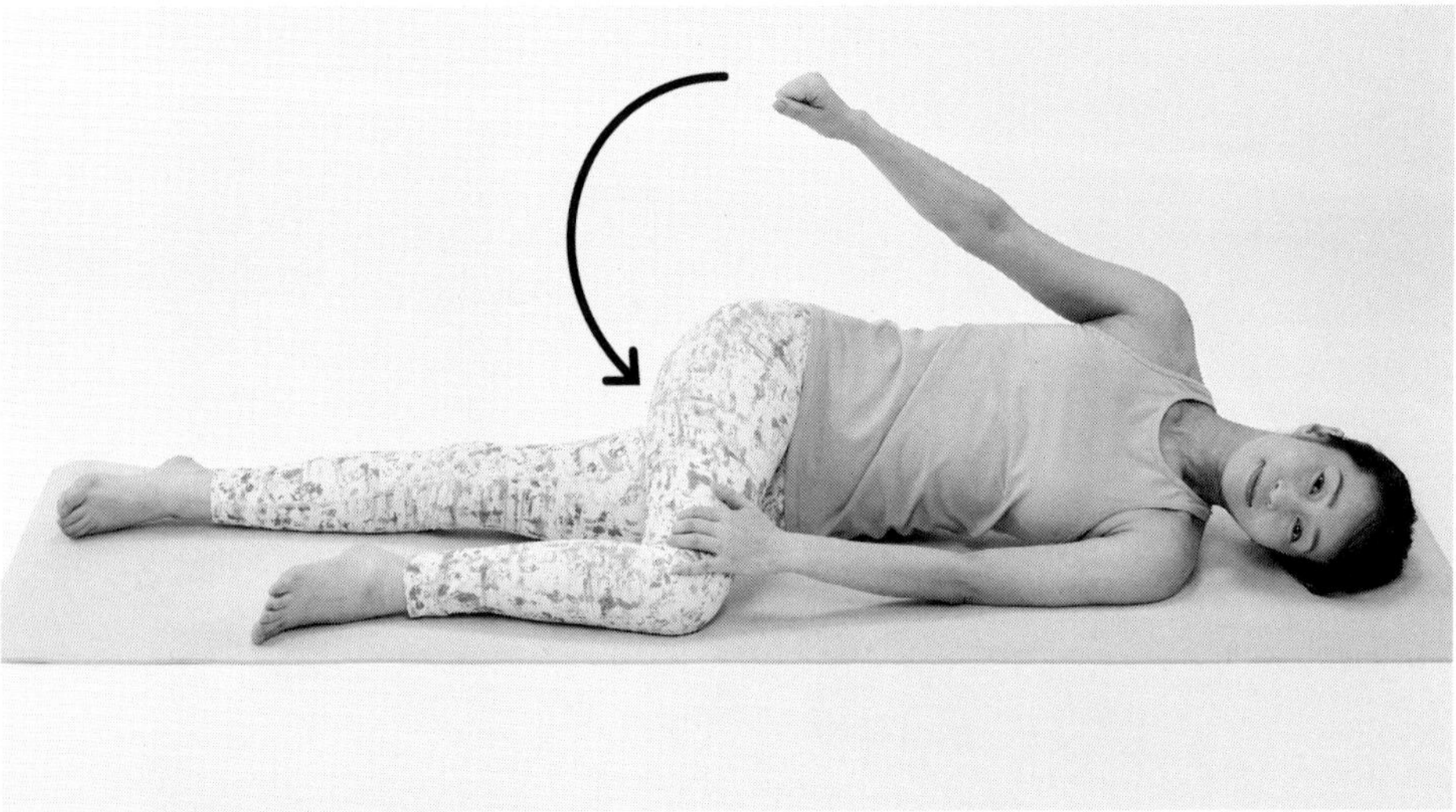

1 横向きに寝て片膝を曲げる

横向きに寝て、上側にある足の膝を90度に曲げ、前に倒して膝を床につけます。お尻の上部にある中臀筋が伸びる意識が大切です。

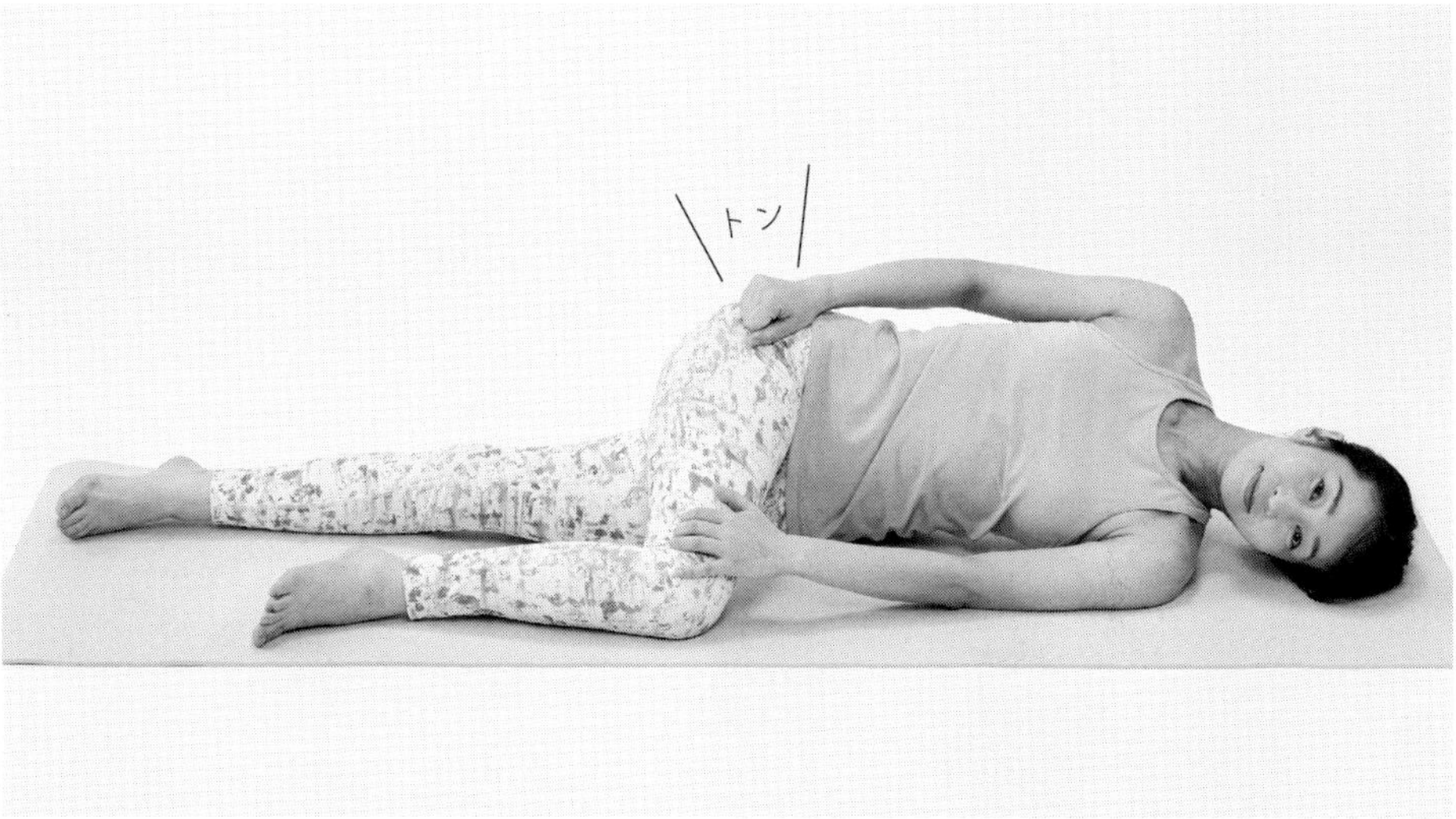

2 お尻の上を叩く

お尻の上側を「トン」と叩きながら、上半身をそらして股関節を伸ばします。10回叩いたら、寝る向きを変えて逆側も同様に。

お悩み別

ガス腸のストレッチ

一定のテンポで刺激を与えることが、ガス溜まりを解決するコツ。縄跳びをするようにジャンプして、かかとに刺激を与えるのも良い方法です。

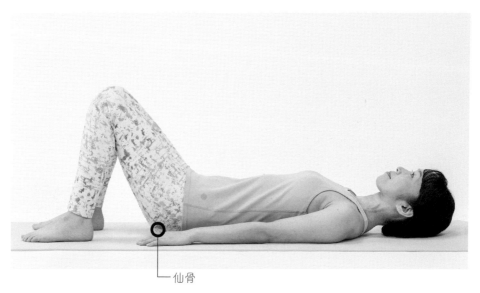

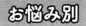

1 仰向けに寝て膝を曲げる

仰向けになって両手は床に。足を肩幅に開いて膝を曲げます。骨盤の背面にある「仙骨」を床にピッタリつけましょう。

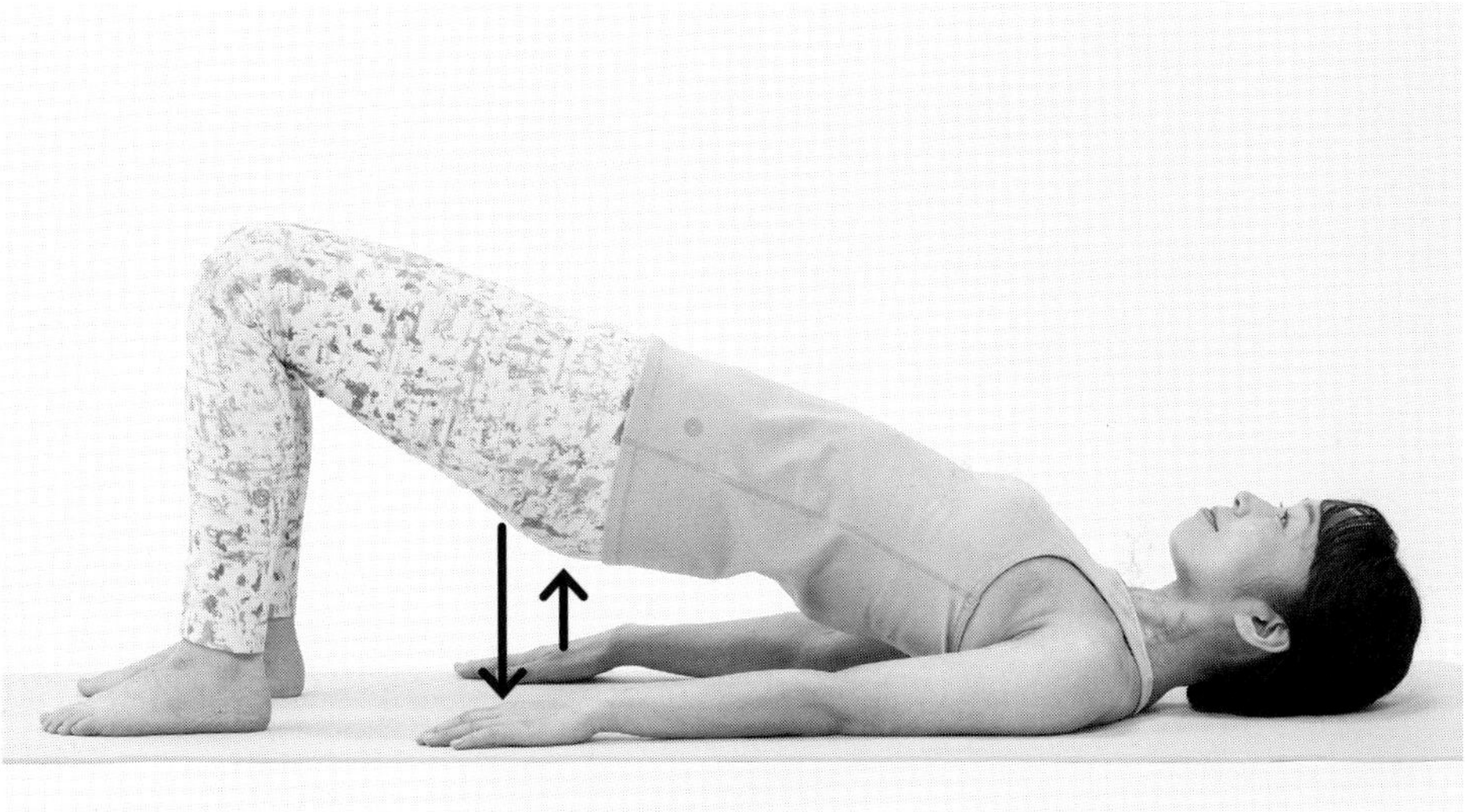

2 仙骨をリズムよく上げ下げ

腰を上下させ、仙骨をリズミカルに10秒間動かします。お腹ではなく、仙骨に意識を向けるのがコツ。

お悩み別

ストレス腸のストレッチ

心のダメージから腸が不調を起こしているときは、ゆらゆらとやさしい動きを。体も気持ちもリラックスします。

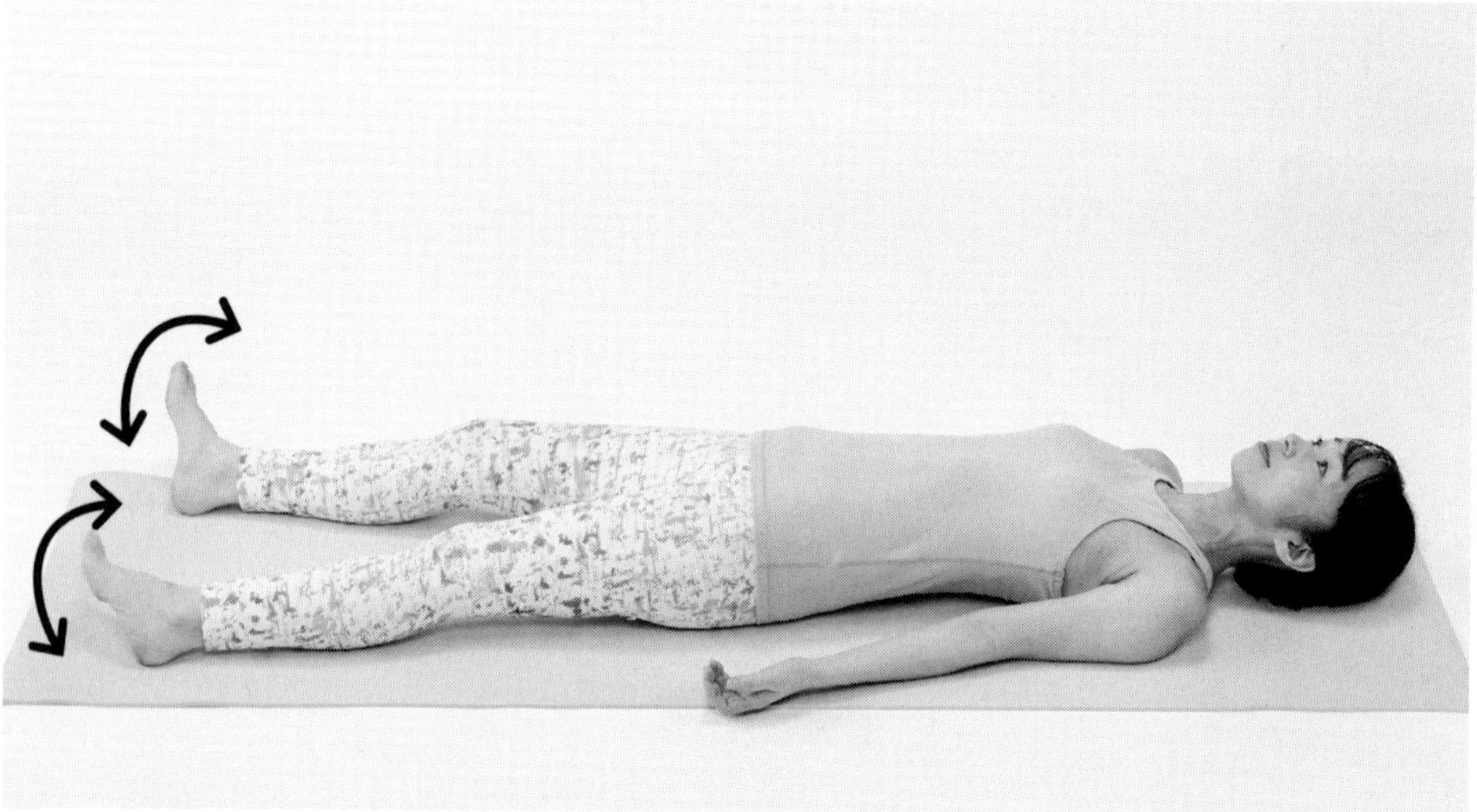

1 爪先を左右に振る

仰向けに寝て、両足は肩幅に。爪先を立てて、ゆっくりと左右に10回振ります。

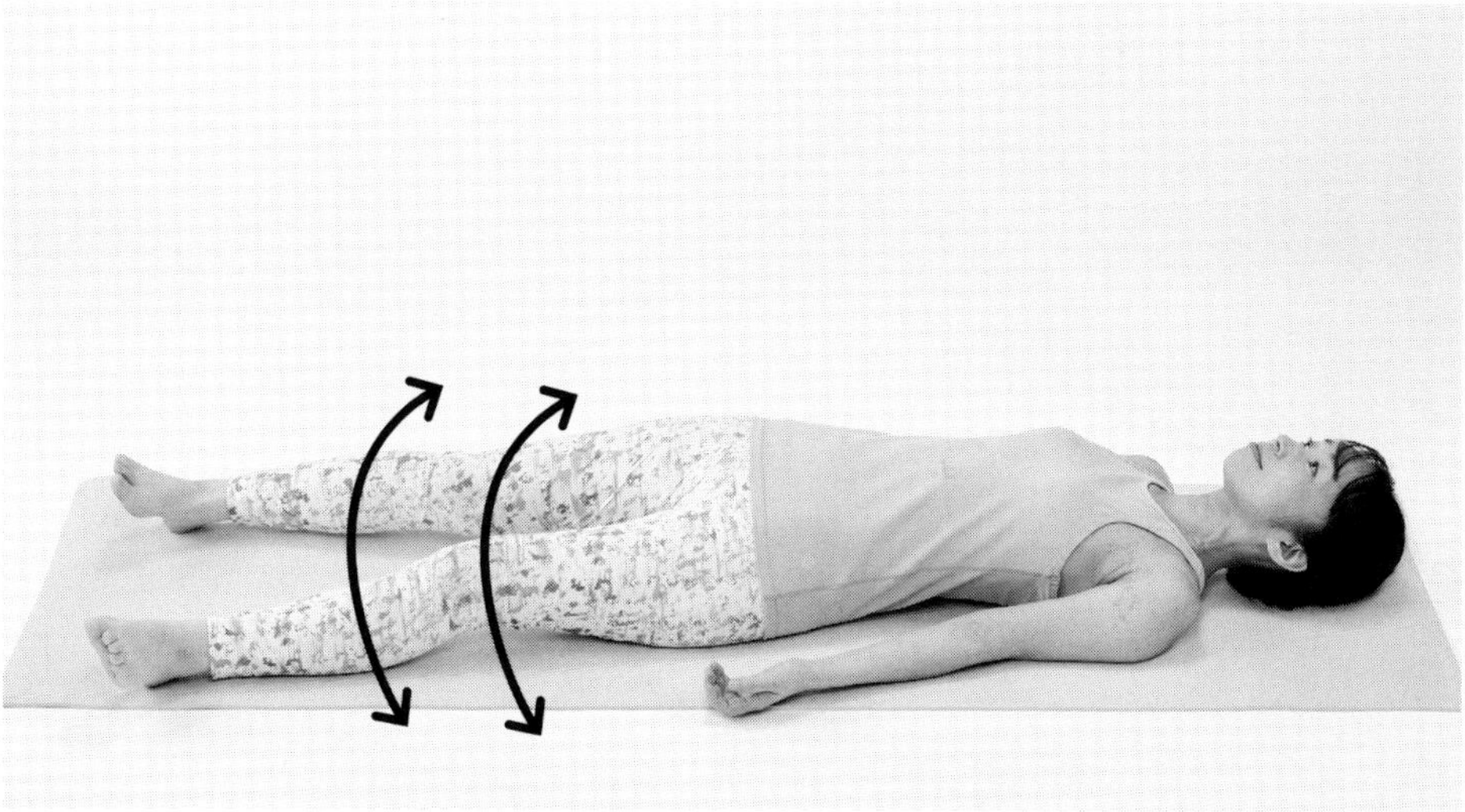

2 下半身を揺らす

足からお腹までを左右に揺らします。腰が浮いて、体全体が揺れてもOK。そのまま10回、ゆらゆらさせましょう。

なかなか便が出ないときの「腸ストレッチ」

「どうしても出ない！」「出したい！」と切羽詰まっている方のための運動です。
「おすもうスクワット」と「ひねり足上げ」は、便秘に効くエクササイズですが、下痢の人が行っても問題ありません。というより、むしろプラスの効果が期待できます。

このエクササイズは、自然な蠕動運動を促す効果があります。下痢の人が行えば、腸の動きが正常化する可能性は大いにあります。

なお、おすもうスクワットは「和式トイレ」を使うときのポーズをとります。和式トイレは今や絶滅寸前で、日本人がこのポーズをとる機会も激減し、日本人の肛門括約筋は弱くなる一方です。この古式ゆかしいポーズを通して、出す力とお尻の筋力を高めましょう。

なかなか便が出ないときの

おすもうスクワット

しゃがんだ状態で体をねじると腸が圧迫されて、詰まったものが流れ出す効果は絶大。下半身の筋肉強化にも最適です。

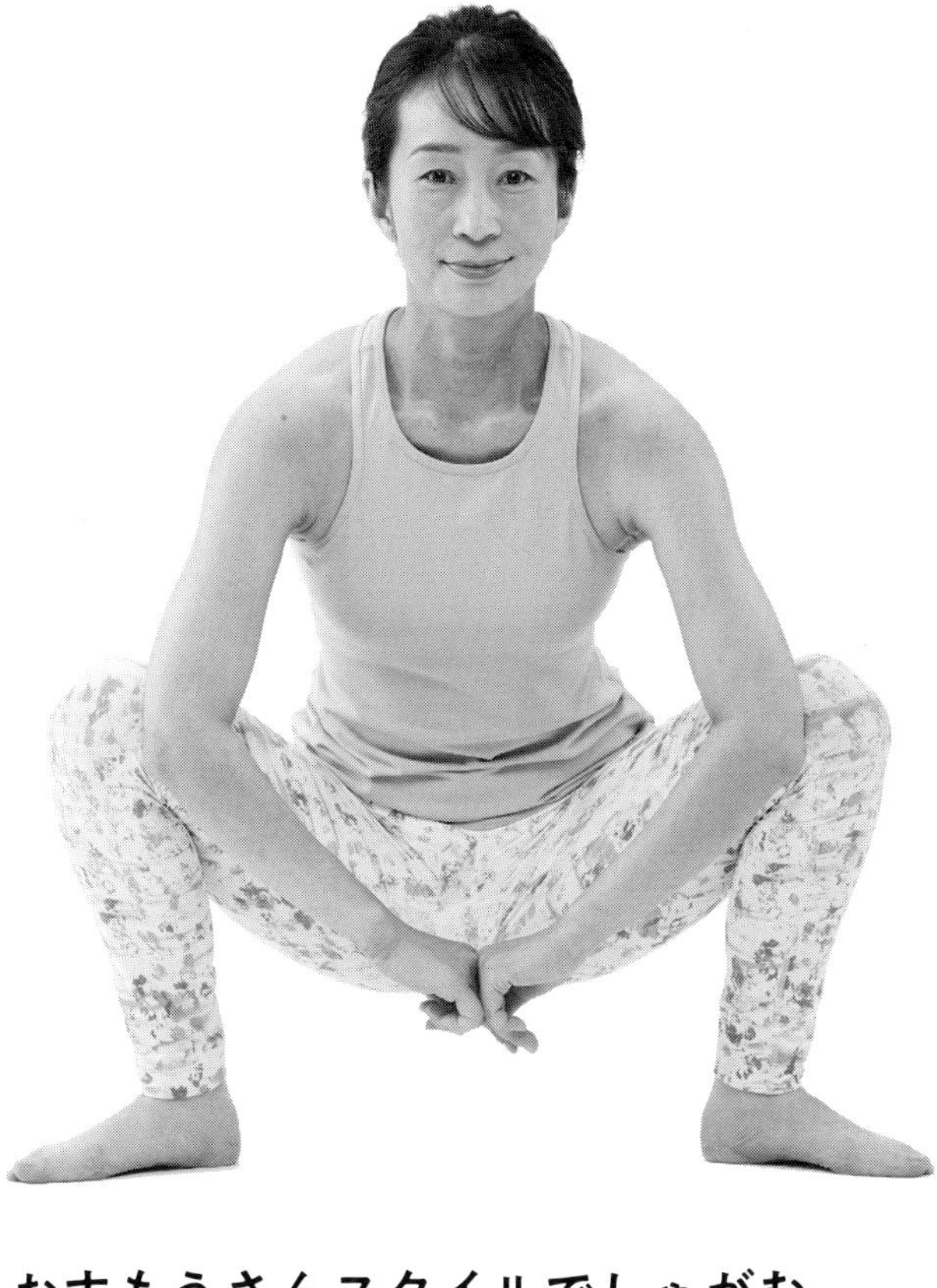

1 おすもうさんスタイルでしゃがむ

おすもうさんのように、両足を広く開いてしゃがみます。両腕は膝の内側に入れ、両手のこぶしを合わせましょう。

2 右を向いて体を内側に

右に体をねじって、左の上半身を内側に入れます。目線は遠くに向けます。

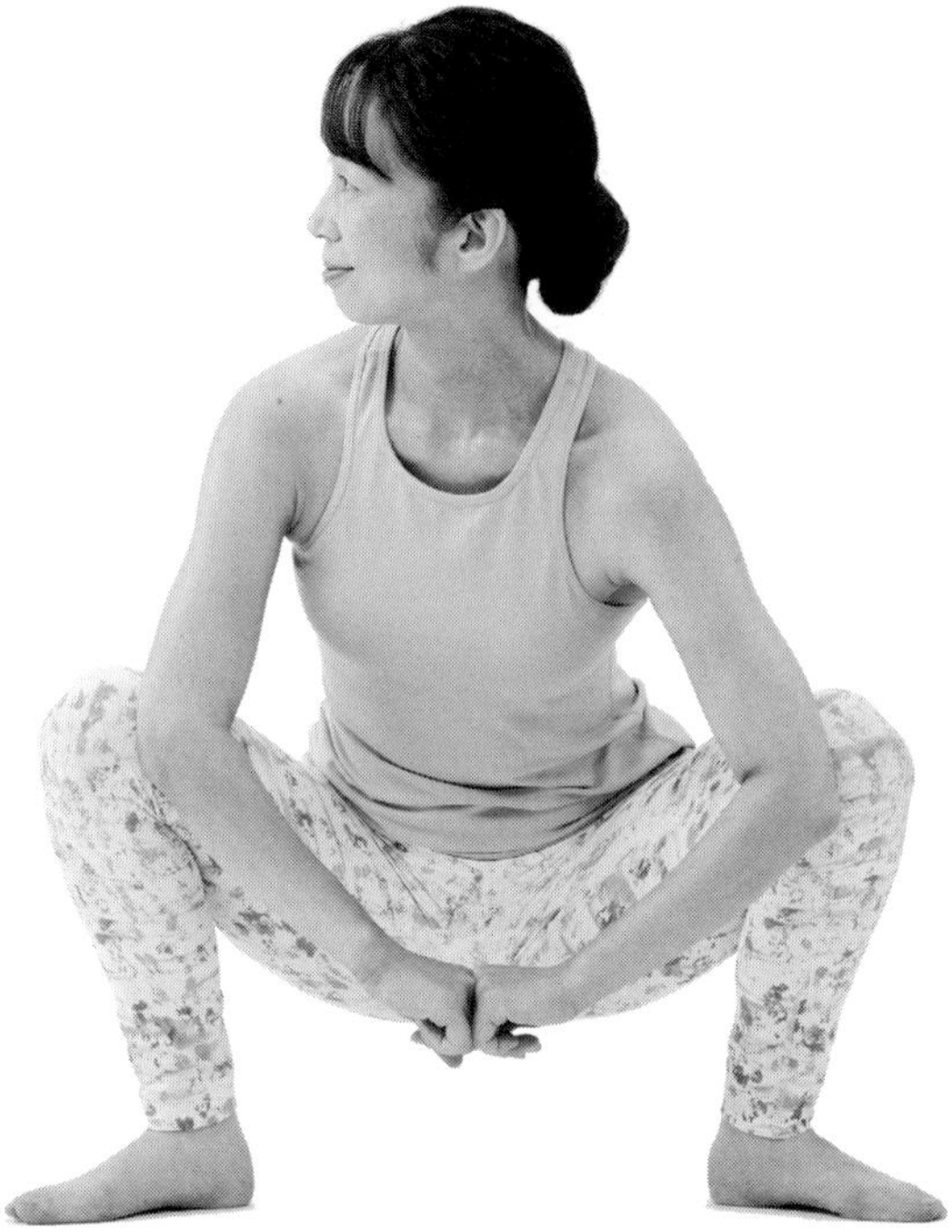

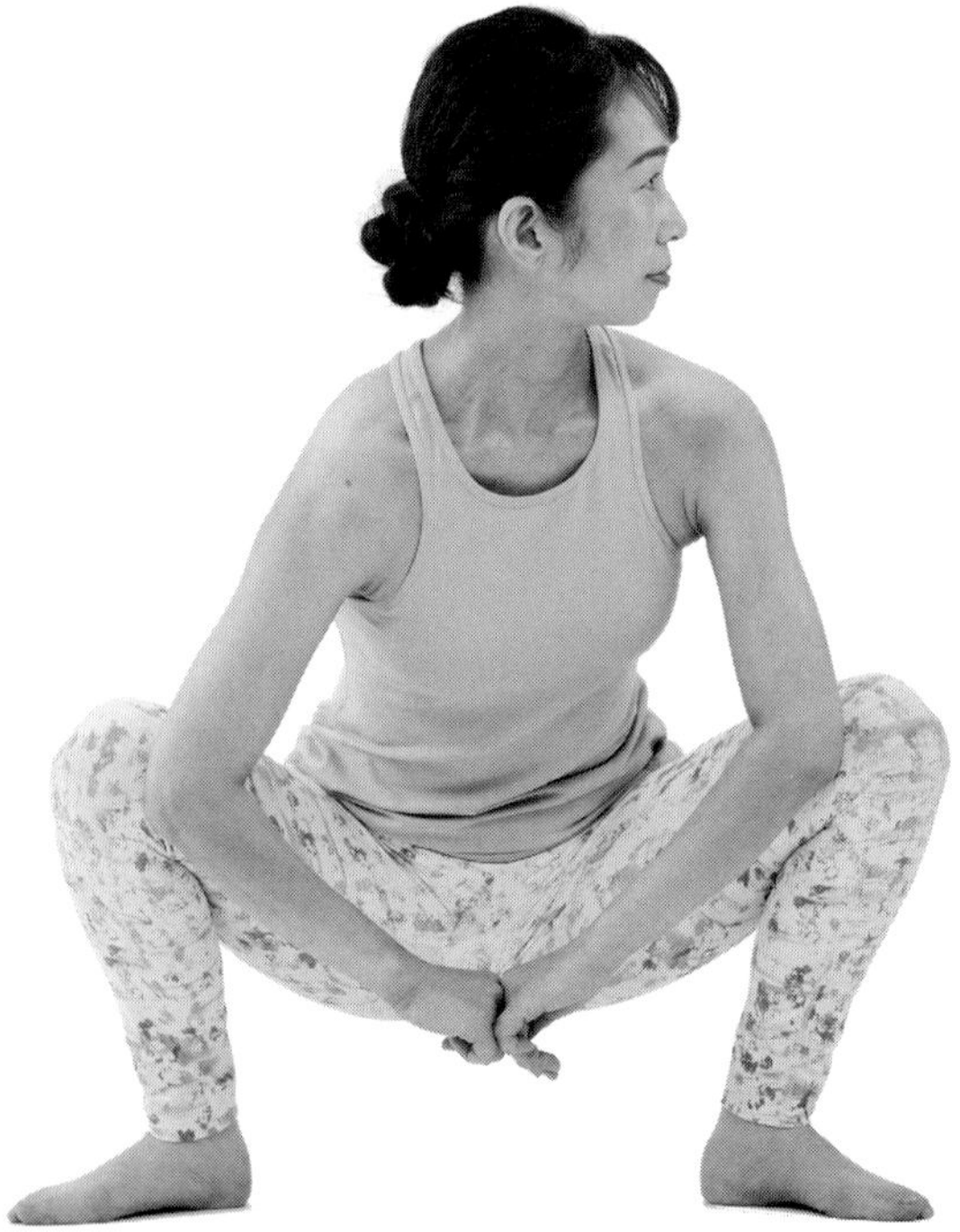

3 逆側も同様に

足の位置を動かさずに、そのまま左に体をねじり、右の上半身を内側へ。**2**～**3**を5回繰り返しましょう。

なかなか便が出ないときの

ひねり足上げ

便秘を起こす詰まりを、左側へのひねりで解消。終盤のカーブ・S状結腸が刺激され、続けるうちに「もよおして」くるはず。

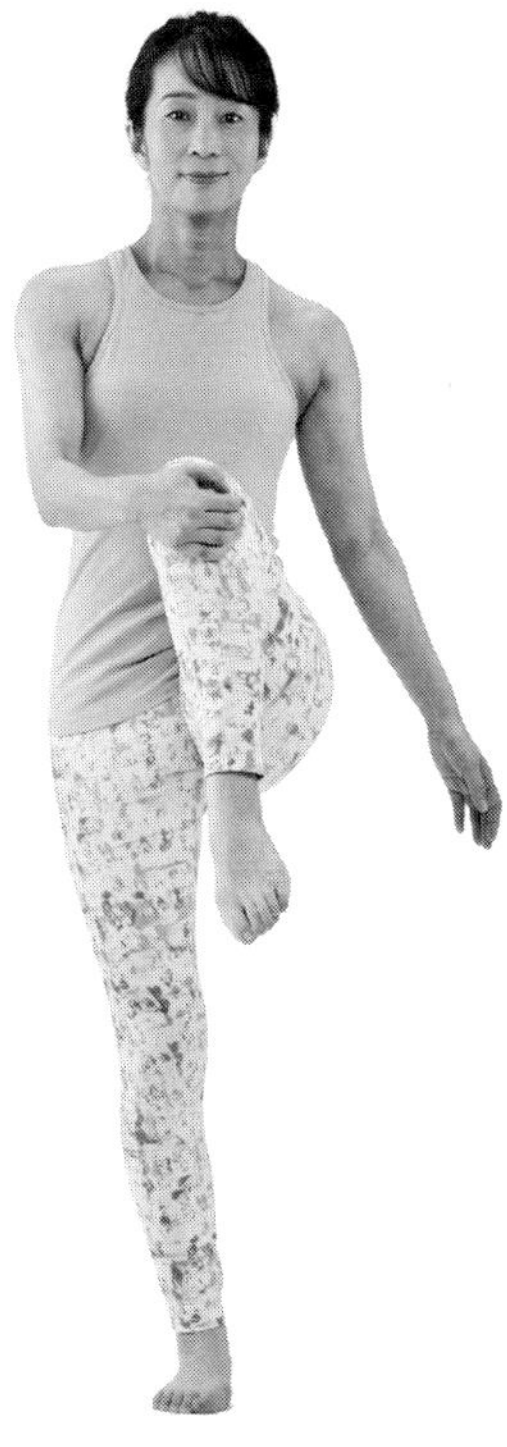

1 左足の膝を右手で抱える

左足の膝を曲げて高く上げ、右手で抱えます。左手は自然に下ろし、右足はまっすぐに。

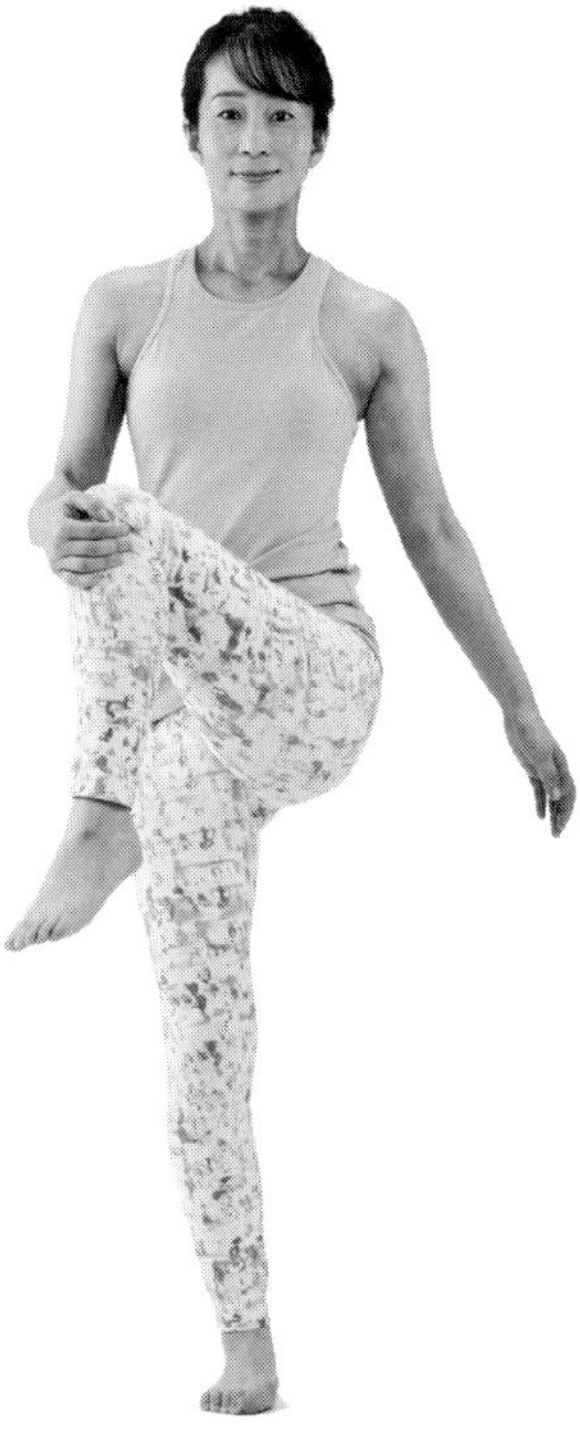

2 左膝を内側にねじる

右手を使って、抱えた左膝を内側へ10秒ねじり、腸の左側を刺激しましょう。この動きを10回繰り返します。

監修のことば　腸を守ることは体を守ることです

本書の読者の皆さんは、ぽっこり下腹など、美容的な体の悩みを根本的に、健康的に解消しようとされているのではないでしょうか。

人間の臓器の中で大きな部分を占める腸には免疫細胞の約7割が集まっており、まさに美容と健康の要《かなめ》の臓器であると言えます。ただし乱れた生活習慣や加齢により、腸が本来持っている力を存分に発揮できなくなると、感染症にかかりやすくなったり自律神経が乱れたりなど、体全体の不調につながってしまいます。

私は便秘外来・内科・皮膚科・女性外来など全身の不調に対応するクリニックを開業しており、便秘外来ではトップアスリートやエグゼクティブなども含めてのべ2万人以上の患者さんの治療に携《たずさ》わってきました。患者さんの腸を整えると、驚くほど多くの方が見違えるほど変わっていきました。

ぽっこり下腹はもちろん、肥満が解消されたり肌荒れがなくなったりして若さを取り戻しました。また、健康面でも精神的な安定を得られたり、アレルギー症状やつらい更年期症状、婦人科系疾患が改善したりした人など、とくに中高年女性からうれしい報告を受けています。

私は医師として、日本美腸協会の活動に賛同し、認定講師を始めとする熱心な会員の皆さんと共に「腸からの健康とキレイがあふれる幸せな社会」「健やかで安全な環境を作る活動」を目指して活動しています。

本書がみなさんの「腸から始まる健康的で豊かな生活」を送る一助となることを願っています。

一般社団法人　日本美腸協会顧問　医師　小林暁子

〈監修者紹介〉
小林暁子（こばやし・あきこ）
小林メディカルクリニック東京院長。医学博士。順天堂大学医学部卒業後、順天堂大学総合診療科での経験を経て、便秘外来・内科・皮膚科・女性専門外来など全身の不調に対応するクリニックを開業。人気の便秘外来では、トップアスリートやエグゼクティブなども含めて２万人以上の患者の治療に携わり、高い実績を上げている。TV出演、講演などでも活躍中。

〈編著者紹介〉
一般社団法人 日本美腸協会（にほんびちょうきょうかい）
ストレスの多い現代において、多くの人々が抱えるお腹、特に腸に関する悩みを、正しい専門知識・腸もみ技術によって解決するため、2013年に設立。小林暁子医学博士を筆頭に医師・科学者の監修の下、医療・科学をベースにした知識と技術を教え、腸に対して情熱をもつ専門家「腸のスペシャリスト」を育成・輩出することで、腸に悩む多くの人々を救うことを目指している。美腸を得るための基本習慣が学べる「美腸プランナー®」（資格）は、健康意識の高い人や多くの美容モデル・女優から支持されている。企業向け健康経営セミナーを開催したり、様々な企業・組織とも健康プロジェクト等でコラボしたりして、教育・監修事業も手がけている。
一般社団法人 日本美腸協会公式ホームページ　https://bicho-kyoukai.jp/

内臓を10秒引き上げれば、
ぽっこり下腹はぺたんこになる！

2021年12月28日　第１版第１刷発行

監修者　小林暁子
編著者　一般社団法人 日本美腸協会
発行者　村上雅基
発行所　株式会社ＰＨＰ研究所
京都本部　〒601-8411　京都市南区西九条北ノ内町11
教育出版部　☎075-681-8732（編集）
家庭教育普及部　☎075-681-8554（販売）
東京本部　〒135-8137　江東区豊洲5-6-52
普及部　☎03-3520-9630（販売）

PHP INTERFACE　https://www.php.co.jp/

印刷所　株式会社光邦
製本所　東京美術紙工協業組合

ISBN978-4-569-85094-8